L'avènement
de la pédiatrie au Gabon

Collection « Études africaines »

dirigée par Denis Pryen et son équipe

Forte de plus de mille titres publiés à ce jour, la collection « Études africaines » fait peau neuve. Elle présentera toujours les essais généraux qui ont fait son succès, mais se déclinera désormais également par séries thématiques : droit, économie, politique, sociologie, etc.

Dernières parutions

Paul JOBIN, *L'archéologie en Côte d'Ivoire. Histoire et fonctionnement de la recherche*, 2018.

Yves-Junior MANZANZA et Justin MONSENEPWO MWAKWAYE (Dir.), *Droit, bonne gouvernance et développement durable, Mélanges en l'honneur du professeur Jean-Michel Kumbu Ki Ngimbi*, 2018.

Patrick WAFEU TOKO, *Le hasard et la nécessité en droit constitutionnel*, 2018.

Ardo M. DIA, *La sécurité et la politique des Etats-Unis d'Afrique*, 2018.

Demindoyee N. Denise KAKO, *Le rôle professionnel des journalistes dans la crise post-électorale de 2010 en Côte d'Ivoire. Les journalistes de la RTI, instigateurs de la crise ou victimes d'un système ?*, 2018.

Pierre LOUEYI, *Système comptable OHADA par l'application, Ouvrage de cours et d'applications pratiques conforme au nouveau programme, Tome 2*, 2018.

Pierre LOUEYI, *Système comptable OHADA par l'application, Ouvrage de cours et d'applications pratiques conforme au nouveau programme, Tome 1*, 2018.

Louis-Roger BICKOUTAH, *Pour une révolution militaro-sociopolitique dans le bassin du Congo. Lettre aux officiers et sous-officiers de nos armées*, 2018.

Amos Yao Sani, *Bénin, investir dans l'avenir, L'impératif d'une éducation innovante*, 2018.

Rodrigue TEZI

L'avènement de la pédiatrie au Gabon

« Dissection » historique et socio-anthropologique de la professionnalisation d'une médecine infantile en Afrique centrale

Préface du professeur Joseph TONDA

L'Harmattan

5-7, rue de l'Ecole-Polytechnique, 75005 Paris

http://www.editions-harmattan.fr

ISBN : 978-2-343-13868-8
EAN : 9782343138688

À mes enfants :
Bessazo Mengwazeb Ivan Wylice,
Tezi Ibozo Yowan,
Tezi Ngombet Jaurès,
Tezi Abena Emaüs,
Tezi Kassangoye Maéva Line.

« Exercée en ville ou à l'hôpital, la pédiatrie n'est pas une spécialité comme les autres : c'est un ensemble de compétences spécifiques appliquées à une tranche d'âge allant de 0 à 15 ans. Dans cette tranche d'âge, il existe de grandes différences selon l'âge considéré : on ne soigne pas un nouveau-né à terme comme un prématuré de 800 grammes ou comme un enfant d'âge scolaire ou préscolaire, ou encore comme un adolescent ».

Professeur J. L. Demarquez, 2005, P. 5.

REMERCIEMENTS

Je remercie sincèrement le Professeur Joseph Tonda pour avoir gentiment accepté de lire et de préfacer cet ouvrage, ce, malgré ses multiples occupations universitaires.

Mes remerciements vont également à Madame Doris Bonnet qui m'a initié à la recherche durant ma formation doctorale et qui a dirigé ma thèse avec patience et rigueur.

Je tiens à remercier aussi Paulin Kialo, Frédéric Lécouma-Leyou et le Professeur Pierre Ondo-Mebiame dont la relecture rigoureuse a contribué à éliminer des erreurs dans la présentation de ce travail.

J'exprime toute ma reconnaissance à l'endroit des mères d'enfants et des pédiatres qui se sont prêtés à mes entretiens et à mes observations. Sans leur collaboration, ce travail n'aurait pas vu le jour.

Mes remerciements s'adressent aussi aux enseignants du département d'anthropologie avec lesquels des discussions ont permis d'affiner ma démarche et de préciser mes analyses, aux premiers rangs desquels le Professeur Bernardin Minko Mvé, le Docteur Maixant Mébiame Zomo et le Docteur Ludovic Mba Ndzeng.

Enfin, toute ma gratitude à l'honorable Maxime Ngozo Issondou, pour son soutien matériel et financier.

PRÉFACE

Le livre de Rodrigue TEZI jette une lumière particulièrement éclairante sur la construction historique de l'enfance et de la maladie par la médecine au Gabon. Être un enfant, de surcroit un enfant malade, ne relève pas de la naturalité d'un état biologique toujours le même, à travers le temps et l'espace. L'enfance est une construction et la maladie une métaphore[1]. L'une et l'autre sont fonction du regard et celui-ci est lui-même façonné par les rapports sociaux et les imaginaires, les idéologies et les dispositifs technologiques et institutionnels, les professionnels de chaque domaine de la santé et les politiques de formation qui les font exister et qui orientent leurs actions dans des contextes sociohistoriques donnés. Au Gabon, la professionnalisation d'un corps particulier de médecins, les pédiatres, spécialisés dans les maladies de l'enfance, rend compte de cette réalité.

L'originalité du livre de Rodrigue TEZI est de mettre au jour, à partir d'une approche d'anthropologie historique de la santé s'appuyant sur un travail de terrain conséquent, des représentations et des pratiques concrètes concernant deux temporalités. La première est celle de la colonie. Et la deuxième, celle de la postcolonie[2].

---

[1] Suzan Sontag, *La maladie comme métaphore,* Paris, Seuil, 1979.

[2] Sur cette notion, lire Achille Mbembe, *De la postcolonie. Essai sur l'imagination politique dans l'Afrique contemporaine,* Paris, Karthala, 2000.

La première temporalité est celle des médecins militaires, figures inaugurales de la médecine dans les colonies et des personnels médicaux religieux attachés à des missions. Les médecins militaires traitent les enfants malades comme des « petits adultes » ; tandis que les missionnaires et les « visiteuses du berceau » les traitent comme des « petits pauvres » ou des « petits païens ». La deuxième temporalité, celle de la postcolonie, se caractérise par un autre découpage. L'enfant n'est plus un petit adulte et ses maladies sont définies et traitées par des professionnels à l'identité distincte.

Le passage de la première temporalité à la seconde a aussi pour conséquence l'irruption dans la relation thérapeutique du pouvoir de l'argent qui s'accompagne de nouveaux dispositifs comme *l'ordonnance* et de nouvelles stratégies en réponse au déclassement de la « gratuité » des soins associés à l'idée chrétienne du salut des « petits païens » ou des « petits pauvres ».

Par ses analyses fouillées des pratiques de la première temporalité, Rodrigue TEZI montre, entre autres, que les idées de la maturité des hommes et accessoirement celle des femmes, celles de la pauvreté et du paganisme étaient des référents anthropologiques et historiques s'inscrivant dans les imaginaires que systématisait plus ou moins explicitement le colonialisme. En fait, ces idées rendaient compte aussi bien des niveaux d'évolution de la science dans les métropoles impériales que de leurs applications contextualisées dans les colonies. Science et idéologies étaient inséparables. Mais l'ont-elles été autrement ? En tout cas, à suivre Frantz Fanon, qui était lui-même médecin exerçant en situation coloniale, la « science dépolitisée, la science mise au service de l'homme [était] souvent un non-sens aux colonies »[3].

[3] Frantz Fanon, *Œuvres*, Paris, La Découverte, 2011, p. 375.

Ce non-sens d'une science dépolitisée et donc désidéologisée était d'autant plus réel qu'il impliquait des politiques de santé comme celles que décrit et analyse Rodrigue TEZI concernant les conceptions de l'enfance malade en référence à l'homme ou à la femme adultes, c'est-à-dire en référence à des agents sociaux disposant de la plénitude de leurs moyens physiques et intellectuels et devant notamment être mis au travail ; une mise au travail qui, en situation coloniale, impliquait la contrainte illégitime du point de vue des normes coutumières lignagères. Une contrainte génératrice de maladies, aussi bien psychiques que physiques. Une contrainte qui, du point de vue médical, signifiait que les maladies des enfants ne bénéficiaient pas d'une approche particulière, elles ne présupposaient pas des dispositions mentales et pratiques spécifiquement adaptées aux enfants.

Ce que montre Rodrigue TEZI, c'est donc le fait que la prise en compte de la situation coloniale permet de mettre en exergue ces liens entre science, politique, imaginaires et idéologie à travers les images qui circulent, les relations concrètes qui ont lieu et qui renvoient au paganisme des Noirs, au rôle de « l'Œuvre civilisatrice » de la France, à l' « ignorance » des mères africaines, au « désintérêt » des adultes africains pour leur propre santé, et celui encore, plus marqué, laisse-t-on entendre, de ceux-ci pour la santé de leurs enfants ; au rôle négatif des pratiques de la « médecine traditionnelle ».

L'anthropologie de Rodrigue TEZI, de ce point de vue, fait œuvre utile sur le plan épistémologique, car elle montre comment la médecine coloniale, dans sa conception de l'enfance et de ses maladies, exprime le fait que celles-ci sont bien des constructions et des métaphores des rapports de force caractéristiques de l'époque. Pour paraphraser Sigerist, la médecine coloniale atteste bien qu'elle est étroitement liée à la culture d'une époque, aux rapports de force qui s'y manifestent et aux imaginaires et idéologies qui la constituent.

Ainsi, considérer l'enfant comme un « petit adulte », c'était l'inscrire dans la logique anthropologique et politique du lien étroit que le regard scientifique de l'époque établissait entre ce « petit adulte » et sa communauté ethnique. Voilà qui explique pourquoi la médecine coloniale s'est identifiée à la police du même nom : l'une et l'autre usant d'un instrument commun : la « Fiche ». Celle-ci était en effet un moyen privilégié du renseignement médical qui se souciait des liens entre les groupes ethniques et la fréquence des maladies dont étaient atteints les enfants. Ce faisant, elle s'imposa comme un instrument de construction de la maladie en ce sens qu'elle était indifférente à l'individualité de l'enfant qui n'était alors considéré que comme un élément d'une masse qui devait permettre de renseigner la biomédecine inscrite dans l' « œuvre civilisatrice » de la France.

L'arrière fond idéologique sur lequel la « Fiche » s'institua était ainsi celui d'une médecine attentive aux spécificités raciales, et non aux particularités individuelles. Une approche qui conduira cette médecine à faire valoir, contre les faits, une prétendue immunité des Gabonais à certaines maladies, dont le paludisme.

Les continuités postcoloniales de ces schèmes de pensée sont établies. Ainsi, le mythe de l'immunité discriminée des « races » gabonaises à certaines pathologies, resurgit-il au cours des années 1980 lorsqu'un célèbre médecin gabonais proclama que ses compatriotes étaient naturellement immunisés contre le Sida !

Les mêmes continuités postcoloniales se manifestent au travers des dispositifs techniques : la « Fiche », de police médicale coloniale préoccupée des spécificités raciales, se transformera en « Carnet » devant être renseigné par les mères, mais aussi, par les enfants eux-mêmes. Cependant, cette opération de renseignement n'ira pas de soi. Et l'on doit à la perspicacité de Rodrigue TEZI de pointer les problèmes auxquels le « Carnet » de soin va être confronté. Le niveau d'instruction des mères, par exemple, est de ceux-ci. Comment renseigner correctement si le français parlé par les mères renferme des malentendus sur le sens des mots ? Cependant, les malentendus sémantiques ne sont pas les seuls obstacles à l'efficacité attendue de la police médicale matérialisée par le « Carnet ». Car le renseignement en question s'inscrit dans une structure complexe dans laquelle l'argent joue un rôle décisif : il conditionne les consultations au même titre que le thermomètre dont les mères doivent se munir et qu'elles achètent elles-mêmes. C'est encore de l'argent que dépend la prise de parole de l'enfant comme individualité capable de renseigner le « Carnet » et ceci, dans une relation avec le médecin où la figure de la mère, ses sentiments et ses préoccupations sont influencées par l'*ordonnance*.

À l'époque de la police médicale reposant sur la « fiche » et soucieuse des groupes ethniques et des spécificités raciales, les enfants qui avaient *droit* aux soins étaient soignés gratuitement. Les missionnaires, par exemple, avaient des petites pharmacies qui leur permettaient d'offrir des médicaments aux malades. Mais, avec la montée de la figure de l'enfant comme « individu autonome », cette « individualisation » met fin à la « charité » des missionnaires à l'égard des petits païens pauvres qu'il fallait soigner pour sauver leur âme mais aussi et surtout pour les civiliser. L' « individualisation » par le Carnet de soins a donc partie liée avec l'« individualisme » postcolonial qui encourage la discrimination des individus par l'argent. Les cas dramatiques d'abandon des enfants par leurs parents à l'hôpital pédiatrique d'Owendo, parce qu'ils sont incapables de payer les énormes sommes d'argent qu'appelle l'hospitalisation des enfants, les ruses qu'emploient les parents pour soutirer leurs enfants et s'enfuir sans payer les sommes dues à l'institution, donnent la mesure non seulement de la capacité de Rodrigue TEZI à aller sur le terrain, à observer les pratiques (il s'infiltre dans les longues files d'attente des mères exposées à l'arrogance et à l'indifférence des infirmières, il assiste aux consultations de cette « médecine « inhospitalière » décrite par Olivier de Sardan, etc.) et à les restituer de manière convaincante.

Bref, si la Fiche a été un instrument de la police médicale coloniale qui renseigne sur les idéologies et les pratiques discriminatoires à l'époque coloniale, le Carnet de soins renseigne quant à lui sur les discriminations post-coloniales. La première a contribué, par exemple, à la production d'une composante « raciale » des élites gabonaises d'aujourd'hui, les *métis*, abandonnés, en grande partie sous la force de la Loi, par leurs pères, et pris en charge par une structure spécifique qui devait veiller à leur santé, à leur éducation, à leur christianisation. La seconde participe, elle aussi, à d'autres discriminations, et donc à la production d'autres élites, sur la base de l'accès inégal à l'argent, et donc aux soins, à l'éducation.

En mettant au jour ces logiques, le livre de Rodrigue TEZI s'impose comme un puissant dispositif scientifique de renseignement et d'enseignement qui comble un vide dans la recherche gabonaise.

Joseph TONDA
Professeur Titulaire de sociologie

AVANT-PROPOS

Cet ouvrage est une réécriture de ma thèse de doctorat soutenue à l'Ecole des Hautes Etudes en Sciences Sociales (EHESS) de Paris en novembre 2007. J'ai décidé de publier cette thèse afin de la rendre accessible au public concerné prioritairement par la recherche que j'ai effectuée : étudiants en médecine, médecins, pédiatres, enseignants-chercheurs, responsables de santé et toute personne désireuse de connaître l'histoire de l'émergence et du développement de la pédiatrie au Gabon. Ce livre est donc une version remaniée et enrichie de la thèse par les nouvelles données de terrain que j'ai collectées.

INTRODUCTION

Définie comme spécialité médicale qui traite les maladies de l'enfance, la pédiatrie s'est développée en Europe tardivement (à partir du XIXème siècle). De l'Antiquité au Moyen-Age, il n'y avait aucune médecine spécialisée dans le traitement des maladies infantiles. Les médecins de ces deux époques se « contentaient de décrire occasionnellement les causes des maladies des enfants et de les classer plutôt qu'à soigner les malades[1] ».

Pendant l'Antiquité, l'enfance était perçue négativement. Le philosophe Platon, voyait dans l'enfant un être sans raison et assez proche de l'animal. Quant à Aristote, il voyait en lui le degré zéro d'un processus évolutif.

L'enfant était caractérisé par la faiblesse, *infirmitas,* du corps et du jugement qui l'apparentait à tous les exclus de la vie politique, les femmes, les vieillards et les fous. La passion du jeu et la versatilité étaient communément dénoncées comme des défauts propres à l'enfant. L'enfance était considérée comme un âge d'où il fallait sortir par l'éducation.

L'histoire nous enseigne qu'au Moyen-Age en Europe, l'enfant faisait l'objet d'infanticides, d'abandons et d'expositions de la part des parents (les enfants handicapés

---

[1] P. Huard et R. Laplane, *Histoire illustrée de la pédiatrie,* Paris, Editions Roger Dacosta, Tome 1, 1981, P. 67.

étaient les grandes victimes). Ce n'est que vers la fin du Moyen-Age que l'Eglise condamna ces pratiques et obligea les familles à les abandonner. Ces dernières ne les rejetèrent que progressivement.

A partir de la fin du XVIIIème et au début du XIXème siècle, la médecine s'intéressa activement à la santé infantile. Ainsi, les premiers hôpitaux spécialisés pour le traitement des enfants firent-ils leur apparition en Europe : en 1769 Armstrong fonda, à Londres le premier dispensaire pour enfants abandonnés. En 1788 Tenon préconisa la réforme des hospices à Paris. Et en 1802 fut construit, à Paris, l'hôpital des enfants malades. Les enfants des familles défavorisées étaient les seuls qui consultaient ces établissements. Les enfants bourgeois étaient soignés à leurs domiciles par leur médecin de famille.

Dans cet hôpital, les enfants des familles démunies étaient hospitalisés sans leurs parents car les médecins les considéraient comme des porteurs d'agents pathogènes. L'admission des parents dans les salles d'hospitalisation en Europe ne s'est faite que tardivement. En Angleterre les premières expériences de l'ouverture des services de pédiatrie aux parents datent de 1953 et en France, « elles ont été officialisées par la circulaire de 1983 qui supprimait les horaires de visites des parents[2] ».

Quant à la formation des pédiatres, elle ne débutera qu'au XXème siècle. A Paris par exemple, on créa la Chaire de pédiatrie en 1920 et le Certificat d'Etudes Spécialisées de Pédiatrie et de Puériculture en 1949.

---

[2] S. Mougel-Cojocaru, « Eléments pour une histoire de l'ouverture des services pédiatriques aux parents » in *Musée de l'Assistance Publique-Hôpitaux de Paris. L'hôpital et l'enfant : hôpital autrement ?* 2 février, 31 juillet, 2005, P. 66.

L'obtention de ce diplôme fit des récipiendaires « les spécialistes du traitement des maladies infantiles[3] ».

Cette médecine infantile qui s'est progressivement développée en Europe suite à l'évolution des conceptions de l'enfance et des progrès réalisés dans le domaine médical s'est donc répandue dans le reste du monde et notamment au Gabon.

L'idée centrale développée dans ce livre est que l'émergence et le développement de la pédiatrie au Gabon remontent à la période coloniale avec l'évolution des conceptions des enfants malades. Ce, depuis celles des médecins coloniaux, missionnaires et infirmières, du berceau de l'enfant gabonais, jusqu'à celles des autorités politiques gabonaises postcoloniales. Cette spécialité s'est effectivement professionnalisée grâce à ces dernières qui ont construit les services et les structures de soins spécialisés pour soigner les enfants et former un personnel médical compétent (On dénombre actuellement 46 pédiatres). Des structures d'enseignement et de recherche ont été également mise en place.

La perspective méthodologique que j'ai retenue est l'approche historique et socio-anthropologique. Ainsi, ai-je effectué des recherches archivistiques au Centre des Archives d'Outre-Mer à Aix-en-Provence, aux Archives de l'Institut de Médecine Tropicale du Service de Santé des Armées au Pharo à Marseille et récemment aux Archives Nationales du Gabon en 2005. Les recherches faites en France m'ont amené à consulter les rapports médicaux des médecins coloniaux afin d'analyser la situation sanitaire des enfants sous la colonisation, le traitement qui leur était réservé et de comprendre le contexte d'émergence de la pédiatrie, sa structuration et sa professionnalisation.

---

[3] G. Raimbault, *Médecins d'enfants (onze pédiatres, une psychanalyste)*, Paris, Seuil, 1973.

Les recherches historiques ont été complétées par des enquêtes socio-anthropologiques par entretiens et observations auprès des parents et des pédiatres. Les entretiens auprès des parents, notamment des mères, ont porté sur leurs perceptions des pédiatres et leur accueil pendant les consultations. Alors que ceux organisés auprès des médecins ont porté sur les motifs de leur spécialisation en pédiatrie, leurs activités, les difficultés rencontrées dans l'exercice de leur profession, leurs plaisirs et satisfactions, la perception de leur profession, la façon dont ils construisent leur identité professionnelle, le déroulement de leur formation, les obstacles à leur professionnalisation et les stratégies mobilisées pour défendre leur profession.

Les observations ont été faites essentiellement sur les consultations et les hospitalisations des enfants afin de voir comment les pédiatres travaillent et surtout d'analyser leurs interactions sanitaires avec les enfants malades et leurs accompagnants.

Les résultats de ces recherches historiques et enquêtes socio-anthropologiques m'ont permis de structurer cet ouvrage en six chapitres. Le premier chapitre analyse les considérations des enfants malades dans les sociétés gabonaises précoloniales et le traitement de leurs maladies avant l'avènement de la pédiatrie. Le deuxième chapitre traite de l'avènement de la pédiatrie au Gabon. Le troisième chapitre examine les conceptions des enfants malades par les autorités politiques gabonaises, la formation des pédiatres et la construction des structures de soins spécialisées. Le quatrième chapitre se consacre à l'ouverture du Centre Universitaire des Sciences de la Santé (CUSS) et du Certificat d'Etudes Spécialisées (CES) de pédiatrie pour former localement les pédiatres. Le cinquième chapitre présente les activités des pédiatres et les obstacles à leur professionnalisation. Le sixième chapitre enfin, analyse les représentations de leur profession et comment ils construisent leur identité professionnelle.

1. Considérations des enfants malades dans les sociétés gabonaises précoloniales et traitement de leurs maladies avant l'avènement de la pédiatrie

Avant d'aborder l'avènement de la pédiatrie au Gabon, je me permets d'examiner comment les enfants malades étaient considérés et soignés dans les sociétés gabonaises précoloniales et comment la ''médecine traditionnelle'' était perçue par la médecine coloniale.

1.1. Les perceptions des enfants malades dans les sociétés gabonaises précoloniales

Dans les sociétés gabonaises précoloniales, les enfants étaient considérés comme des individus à part entière et ayant leurs propres maladies ainsi qu'en témoignent ces déclarations d'une femme thérapeute de cinquante ans : « *oui, avant même que la médecine occidentale ne soit introduite au Gabon, nous, dans nos villages au sud du Gabon, on distinguait nettement les maladies des enfants de celles des adultes et des personnes âgées* ». Ces déclarations font échos à celles-ci d'une autre thérapeute de quarante ans : « *avant l'avènement de la pédiatrie au Gabon, c'est la médecine traditionnelle qui organisait le système de santé et c'était elle qui soignait les malades.*

Les enfants étaient considérés comme des personnes ayant leurs propres maladies. Les maladies des enfants se distinguaient des maladies des adultes et de celles des personnes âgées ».

Le personnel de santé interrogé sur ce sujet reconnaît également que les enfants avaient leurs propres pathologies comme l'attestent ces déclarations d'une infirmière : « *oui, il y avait une distinction entre les maladies des enfants et celles des autres personnes adultes ou âgées* ». Ce point de vue est partagé par ce médecin généraliste qui déclare : « *oui ma grand-mère distinguait très facilement les maladies infantiles des autres. Mais je ne peux pas vous en dire grand-chose car je n'ai pas grandi avec elle au village* ».

L'identification de ces maladies se faisait par l'observation des signes cliniques, par palpation ou bien par consultation des personnes spécialisées. Comme maladies infantiles, les personnes interrogées ont cité les maladies suivantes : la rate, la rougeole, la varicelle, les oreillons, la coqueluche, la teigne et la conjonctivite. Elles ont également cité des maladies comme *kusu* ou *kudu*[1], *zumbu*[2] et *ikobé*[3].

Les maladies infantiles citées peuvent être classées en deux groupes : celles qui sont reconnues aussi par la médecine moderne (rate, rougeole, varicelle, oreillons,

---

[1] *Kusu* en langue *ipunu*, *kudu* en langue *ikota*, c'est une maladie qui se caractérise par des rougeurs anales.

[2] *Zumbu* est une maladie des bébés en milieu kota. Elle est causée par la rupture d'un interdit sexuel. Elle se manifeste par des diarrhées, des vomissements, le refus de téter, des inflammations des membres inférieurs et supérieurs et le refroidissement du corps du bébé.

[3] *Ikobé* est aussi une maladie infantile très connue en milieu kota. Elle est provoquée par la rupture d'un interdit alimentaire chez une femme enceinte (ne pas consommer la petite gazelle rouge). Elle se manifeste par des convulsions. Mais certaines personnes assimilent *ikobé* à l'épilepsie.

conjonctivite, coqueluche et teigne) et celles qui relèvent purement des conceptions traditionnelles. Ces dernières portent les noms d'animaux (*Kudu* c'est la tortue en Ikota et *ikobé* c'est la gazelle). Ce qui montre cette continuité entre l'homme et l'animal dans cette société. Elles portent également des noms en référence à leurs symptômes (*zumbu*).

De façon générale, les logiques de dénomination de ces maladies infantiles culturellement construites sont spécifiques. Elles reposent soit sur la cause, soit sur le symptôme. Ces logiques de dénomination varient d'une société à une autre. G. Bibeau[4] a montré par exemple, que la façon de nommer les affections cutanées chez les Angbandi du Zaïre reposait sur six principes : localisation (*ngaporo,* qui veut dire maladie de la peau), ressemblance (*ngbongo,* qui signifie poisson électrique pour désigner l'urticaire), représentation (*ndiba,* qui veut dire le couteau mal aiguisé pour parler de la lèpre car elle est caractérisée par les troubles de sensibilité), étiologie (*nga ngu,* qui signifie maladie de l'eau sale, s'agissant de maladie provoquée par cet agent), thérapeutique (*nga ké to,* littéralement maladie de la flèche pour signifier le torticolis car on utilise cet instrument comme remède), socioculturel (*soke,* qui se réfère à des relations sexuelles avant le sevrage et désigne une maladie sévère des enfants).

A la suite de ces travaux, j'ai montré également que les critères de dénomination des maladies infantiles chez les Kota du Gabon se fondent sur la représentation socioculturelle de la maladie, sur l'étiologie de la maladie et sur l'atteinte à l'organe infecté[5].

---

[4] G. Bibeau, « The circular semantic network in Ngbandi disease nosology » in *Social Science and medicine,* 15B, 1981, PP. 295-307.
[5] R. Tézi, « Logiques de dénomination et traitements traditionnels des maladies infantiles en milieu kota » in *Palabres actuelles,* Revue de la Fondation Raponda Walker, n°5, 2011, « Le Nom », pp. 39-56.

Ainsi, chaque culture a sa façon de dénommer les maladies et même de les classer. Et, « à l'intérieur d'une société donnée, on retrouve encore des différences entre catégories sociales, entre familles, entre guérisseurs. Ce qu'il est important de considérer, c'est que la diversité des termes, le choix de critères spécifiques pour reconnaître chaque affection, le recours à des registres multiples de dénomination rendent tout système strict d'équivalence linguistique- du type : tel mot en langue locale désigne telle maladie du corps médical- souvent plus satisfaisant pour l'ethnologue et son lecteur que pour les gens qui s'en servent en tant que thérapeutes ou en tant que malades. Il ne faut en effet pas oublier que ces systèmes classificatoires servent avant tout à reconnaître des maladies dans le double but de les comprendre et les soigner »[6].

Cependant, il faut faire observer que toutes les maladies désignées en langue locale n'ont pas d'équivalents dans la nosographie médicale ni même dans le français populaire comme l'ont montré Yannick Jaffré et Jean-Pierre Olivier de Sardan[7].

En effet, toutes les affections infantiles citées par les personnes interrogées étaient soignées traditionnellement et continuent de l'être aujourd'hui.

1.2. Les maladies infantiles soignées traditionnellement

Les maladies infantiles étaient effectivement soignées traditionnellement à l'aide des écorces d'arbres, des feuilles, des racines, des coquilles, des os, des carapaces et

---

[6] D. Fassin, « Maladie et médecines » in D. Fassin et Y. Jaffré (éds), *Sociétés, développement et santé,* Paris, ELLIPSES/AUPELF, 1990, P. 41.

[7] Y. Jaffré et J-P Olivier de Sardan (éds), *La construction sociale des maladies. Les entités nosologiques populaires,* Paris, PUF, 1999.

poils d'animaux, de la cendre, des urines, du miel, du manioc, du kaolin blanc ou rouge, des bains de vapeurs, des purges, etc. Pour chaque cas de maladie, on administrait un traitement spécifique qui tenait aussi compte de l'âge de l'enfant. Par exemple, pour soigner la rougeole ou la varicelle, on frottait à l'enfant la patte fraîche du manioc sur tout le corps. En cas de *kusu* ou *kudu*, on brûlait les peaux de banane séchées et on prenait ces cendres qu'on mélangeait avec l'huile d'amande et la poudre du piment indigène. Ensuite, on introduisait cette portion à l'aide de l'auriculaire soit dans l'anus, soit dans le sexe de l'enfant. Si l'enfant souffrait de la teigne, on lui rasait la tête et on lui frottait la poudre de charbon. En cas de coqueluche, on pilait soit le piment indigène, soit le gingembre qu'on mélangeait dans un récipient d'eau et on faisait boire à l'enfant matin et soir.

Lorsqu'il s'agissait des oreillons, on mélangeait la termitière avec les urines de la mère qu'on frottait sur les joues de l'enfant. Pour soigner la diarrhée, on faisait bouillir l'eau du riz et après refroidissement, on la faisait boire à l'enfant matin et soir. En cas de toux, on mélangeait du miel avec du jus de citron et on faisait boire à l'enfant. Lorsque l'enfant avait la conjonctivite, on mettait quelques gouttes de lait maternel dans ses yeux sous forme de collyre. Pour des cas de fièvres, on faisait des bains de vapeurs à l'enfant avec les feuilles jaunes de papayers et de bananiers (les bébés ne subissaient pas ces bains) ou des purges. En cas de poussée dentaire, on frottait le miel sur les gencives ou on faisait à l'enfant un bain de bouche avec les écorces du manguier.

Ces pratiques thérapeutiques perdurent aujourd'hui malgré la présence et la domination de la médecine occidentale. Elles étaient administrées par des femmes âgées spécialisées dans le traitement des maladies infantiles. On peut considérer ces femmes âgées comme des véritables ''ethnopédiatres[8]''. Ces femmes prenaient aussi des mesures pour prévenir les maladies infantiles. Ces mesures sont encore appliquées de nos jours.

1.3. Les pratiques préventives traditionnelles

Définie médicalement comme l'ensemble de moyens médicaux et médico-sociaux mis en œuvre pour empêcher l'apparition, l'aggravation ou l'extension des maladies, ou leurs conséquences à long terme[9], la prévention n'est pas seulement une pratique biomédicale car les sociétés traditionnelles ont, elles aussi, développé des pratiques prophylactiques pour préserver la santé des enfants. Comme pratiques prophylactiques, il y avait des purges, des amulettes qu'on portait au cou, les scarifications avec inoculation des produits, des vomitifs, des cordelettes qu'on attachait au poignet des bébés ou autour de la taille, la liane épineuse qu'on plaçait au-dessus de la porte centrale lorsque la femme était dans la maison de réclusion postpartum. On frottait aussi aux bébés du Kaolin rouge et l'huile d'amande afin qu'ils ne contractent pas la gale. On introduisait également des médicaments dans le bain du bébé pour le prémunir contre certaines maladies. Malgré toutes ces mesures préventives, les enfants tombaient malades.

Face donc à la maladie ou à la mort, « les sociétés ont mis en œuvre différents traitements préventifs et curatifs. Néanmoins, ces prophylaxies ne peuvent pas être définies comme une médecine préventive dans le concept médical moderne. Il s'agit de procédés strictement propres à chaque individu et non d'un ensemble de mesures

---

[8] Nous définissons une ethnopédiatre comme étant une spécialiste traditionnelle du traitement des maladies infantiles.

[9] L. Manuila, A. Manuila et *al., Dictionnaire médical*, 9ème édition, Paris, Masson, 2001, p.401.

d'hygiène individuelle ou collective », comme l'a souligné J-P. Bado[10].

En effet, toutes ces pratiques curatives et préventives relevaient de la médecine traditionnelle à l'aide de laquelle les populations se soignaient depuis la nuit des temps. Mais comment cette médecine était-elle perçue par la médecine coloniale ?

1.4. La perception de la médecine traditionnelle par la médecine coloniale

La médecine traditionnelle est une pratique difficile à définir. Son approche varie d'un auteur à un autre. Bounda la définit comme la « somme des connaissances, compétences et pratiques qui reposent sur des théories, croyances et expériences propres à une culture et qui sont utilisées pour maintenir les êtres humains en bonne santé ainsi que pour prévenir, diagnostiquer, traiter et guérir les maladies physiques et mentales »[11]. Pour Wagner, le terme médecine traditionnelle regroupe « des savoirs villageois et populaires relatifs aux soins des maux ordinaires. Ces connaissances sont nombreuses et variées. Elles sont propres à une ethnie, à un groupe de guérisseurs, à une localité. Chaque langue gabonaise, qui désigne une plante, associe, dans le nom, des références à des actions, à des faits relevant de la tradition orale »[12]. Mvone-Ndong de son côté pense que « la médecine traditionnelle est un art

---

[10] J-P. Bado, *Médecine coloniale et grandes endémies en Afrique,* Paris, Karthala, 1996, PP. 27-28.

[11] J. Y. Bounda, *L'apport des plantes médico-magiques dans la thérapeutique des maladies socioculturelles chez les Vungu du Sud-Gabon,* Libreville, UOB, Mémoire de Maîtrise en Anthropologie, 2011, P. 21.

[12] A. Wagner, *Aspects des médecines traditionnelles au Gabon,* Paris, Encyclopédie, 1986, P. 11.

qui a pour vocation de manifester l'harmonie et l'unité entre l'homme et le cosmos »[13]. l'Organisation Mondiale de la Santé (OMS) la définit comme « l'ensemble des pratiques, méthodes, savoirs et croyances en matière de santé qui impliquent l'usage à des fins médicinales des plantes, des parties d'animaux et des minéraux, des thérapies spirituelles, des techniques et exercices manuels séparés ou en association pour soigner, diagnostiquer et prévenir les maladies ou préserver la santé » [14] .

On peut retenir que la médecine traditionnelle est ce savoir thérapeutique que les populations utilisent depuis la « nuit des temps » pour résoudre leurs problèmes de santé. Ce savoir thérapeutique puise ses éléments dans les règnes végétal, animal et minéral et dans les pratiques spirituelles. Cette médecine est entrée en contact avec la médecine occidentale pendant la période coloniale.

La médecine coloniale percevait la médecine traditionnelle africaine comme un ensemble de croyances et de pratiques magiques, irrationnelles et inefficaces. De ce fait, les médecins coloniaux obligeaient les indigènes à se faire soigner par la médecine occidentale, seule efficace et rationnelle. La médecine traditionnelle était diabolisée et combattue à la fois par la médecine coloniale et par les missionnaires qui y voyaient la manifestation du paganisme et de l'idolâtrie. Ainsi, les populations converties au christianisme étaient contraintes d'abandonner leurs thérapies traditionnelles parce qu'il était incompatible d'être chrétien et continuer à se faire soigner à l'aide des pratiques magico-religieuses.

Malgré sa diabolisation, « la médecine traditionnelle a su s'imposer, sans triompher, car aujourd'hui, des malades

---

[13] S-P. E Mvone–Ndong, *La médecine traditionnelle : approche éthique et épistémologique de la médecine au Gabon,* Paris, L'Harmattan, 2008, P. 42.

[14] OMS cité par Jean Yves Bounda, *ibid.,* P. 21.

retournent aux pratiques anciennes à cause de la cherté des soins et poussés par certains praticiens »[15] . La médecine traditionnelle continue donc à se pratiquer et à soigner les enfants. L'Organisation mondiale de la santé (OMS) cherche même à la valoriser en réhabilitant certains de ses aspects. Le débat actuel se situe désormais au niveau de la collaboration entre les deux systèmes de soins. Mais cette collaboration n'est pas toujours effective car elle sous-entend un transfert mutuel de malades entre le personnel de santé et les tradi-thérapeutes. Or, ce transfert de malades ne se s'effectue pas dans la pratique.

[15] J-P. Bado, op cit., P. 29.

2. L'avènement de la pédiatrie au Gabon

La pédiatrie fait son entrée au Gabon par le biais de la médecine coloniale[1]. Cette médecine a construit des structures de soins et y a soigné des enfants dont la santé était déplorable. Ces enfants étaient soignés comme des ''petit adultes'', sans tenir compte de leur âge et de leurs maladies spécifiques.

2.1. La situation sanitaire des enfants sous la colonisation

La situation sanitaire des enfants sous la colonisation était catastrophique. Elle était marquée par des forts taux de mortalité et de morbidité qui n'étaient que faiblement représentés dans les statistiques médicales. Les médecins coloniaux ne prenaient en compte que les registres des hospitalisations et des consultations. Or, beaucoup d'enfants souffraient et mourraient dans les villages sans être vus par les médecins. Ces cas n'étaient donc pas comptabilisés. Les statistiques que fournissaient les médecins coloniaux ne donnaient qu'un aperçu de la situation épidémiologique des enfants, comme le reconnaît bien le

---

[1] R. Tézi, « Une approche socio-historique de l'avènement de la pédiatrie au Gabon par la médecine coloniale au XIXème siècle » in F. Nguiabama-Makaya (sous la coordination), *Colonisation et colonisés au Gabon,* Paris, L'Harmattan, 2007, PP. 111-126.

médecin général Vaucel dans son rapport médical de 1940 : « *la mortalité infantile est encore considérable. Les chiffres de nos statistiques ne représentent hélas qu'une partie des décès, décès survenus dans les formations hospitalières* »[2].

En effet, le paludisme, la rougeole, la coqueluche, les méningites, les encéphalites, les oreillons, les affections respiratoires, les gastro-entérites, les parasites intestinaux, le tétanos, la malnutrition, la drépanocytose, etc., étaient des maladies qui menaçaient la santé des tout-petits et les décimaient massivement, comme le souligne à juste titre l'historien Monna Rousselot : « *s'il subit plus inhumainement les grands fléaux épidémiques qui touchent ses parents, l'enfant indigène est surtout la victime désarmée dès les premiers jours de sa vie*[3] ».

C'est ainsi que le médecin commandant Jules Gaulène[4] note dans son rapport de 1931 que chez les enfants gabonais hospitalisés, 24,5% souffraient de gastro-entérites et que ces affections avaient provoqué 4,5% des décès. Selon les données qui y sont fournies, 15% des hospitalisations étaient dues au paludisme qui a occasionné 7,28% des décès ; 11% étaient imputées à la rougeole qui a causé 7,7% des décès. Les affections respiratoires, quant à elles, représentaient 9,8% et ne provoquaient que 3,5% des décès. La malnutrition représentait seulement 4,5%. Mais elle a provoqué une très forte proportion de décès, soit 9%.

---

[2] Vaucel (médecin général), *Rapport médical annuel, Institut de Médecine Tropicale du Service de Santé des Armées (IMTSSA),* boîte n° 160, 1940, P. 93.

[3] L. Monna-Rousselot, *Médecine coloniale et colonisation. L'aventure indochine 1860-1939,* Paris, CNRSS, 1999, P. 178.

[4] J. Gaulène (médecin Commandant), *Rapport médical annuel, Institut de Médecine Tropicale du Service de Santé des Armées (IMTSSA),* boîte n° 95, 1931, P. 121.

Les forts taux de mortalité réduisaient considérablement la taille de la population gabonaise. Ces taux de mortalité observés pendant la période coloniale n'ont pas véritablement diminué aujourd'hui car ils demeurent encore très élevés, malgré les actions et mesures prises pour l'amélioration de la santé infantile. Les médecins coloniaux rendaient les mères responsables de la surmortalité de leurs enfants.

2.2. Les mères rendues responsables de la surmortalité de leurs enfants

Les médecins coloniaux accusaient les mères d' « être responsables et coupables[5] » de la surmortalité de leurs enfants car selon eux, elles ne maitrisaient pas les règles de puériculture, d'hygiène, de nutrition des enfants et elles utilisaient des pratiques thérapeutiques irrationnelles. Elles ne protégeaient pas aussi leurs enfants contre les variations climatiques : « *la grande responsable de cette mortalité parfois énorme des enfants en bas âge est la mère qui ignore tout des rudiments de la puériculture et qui, inconsciemment, commet toutes les erreurs pour que l'enfant attrape bronchite, congestion pulmonaire ou broncho-pneumonie, affections seules responsables du décès des nourrissons, dans la majorité des cas. Un enfant a-t-il de la fièvre ? On le plonge dans l'eau la plus froide que l'on trouve et, de toute évidence, le résultat ne se fait pas attendre* »[6].

---

[5] A. Desclaux, « De la mère responsable et coupable de la maladie de son enfant » in J. Benoist (éd), *Soigner au pluriel. Essai sur le pluralisme,* Paris, Karthala, 1996, P. 251.

[6] De Boitelle, « Influence du milieu et des conditions générales de vie sur la santé et le développement de l'enfant africain » in *Les problèmes de l'enfance dans les pays tropicaux,* Colloque organisé par le Centre International de l'Enfance, Brazzaville, 1952, P. 115.

Ces déclarations sont renchéries par celles-ci : « *les familles indigènes ne savent pas en effet élever leurs progénitures, elles leur donnent une nourriture généralement insuffisante, elles ne les protègent presque jamais contre les variations de température. La mortalité infantile est par suite assez forte, d'autant plus qu'un parasitisme intestinal intense est pour les enfants gabonais, une cause de déficience constante* »[7].

Les médecins coloniaux leur reprochaient également de se désintéresser de la santé de leurs enfants. Sur cette question, Doris Bonnet[8] a montré que le fait que les mères cherchent à dissimuler la maladie de leurs enfants pour que génies et sorciers ne s'y intéressent pas confirme le fait qu'elles sont loin de se désintéresser de leur enfant malade.

Pour modifier les comportements des mères en faisant d'elles de ''bonnes soignantes'' et de ''bonnes puéricultrices'', ils ont jugé utile de leur apprendre les règles de puériculture et de les éduquer ainsi que l'attestent ces déclarations : « *dans le cadre de l'éducation sanitaire, la puériculture revêt une importance toute particulière : l'abaissement du taux de mortalité infantile conditionne en effet la balance démographique aussi nécessaire que l'amélioration de celui de la natalité. Cette mortalité du premier âge reconnue comme facteurs principaux, les erreurs dans l'alimentation des nourrissons et dans la manière de les élever, de les porter et de les protéger contre les agressions pathologiques. Il est relativement aisé de remédier dans une large mesure à certaines de ces causes de mortalité. Dès l'abord, il convient d'éduquer la mère africaine. Cette éducation sera d'autant efficace*

---

[7] J. Gaulène, op. cit., P. 81.

[8] D. Bonnet, « Présentation. La notion de négligence sociale à propos de la malnutrition de l'enfant » in *Sciences sociales et santé,* voL.14, n°1, mars, 1996, P. 8.

qu'elle sera conduite par du personnel féminin, assistantes sociales, auxiliaires médico-sociales, monitrices d'enseignement, infirmières et matrones ayant reçu une formation spécialisée »[9].

L'attitude affichée par les médecins coloniaux à l'égard des mères africaines est celle des médecins paternalistes, c'est-à-dire ceux qui connaissent et savent tout et qui considèrent les mères comme étant de pauvres ignorantes qu'il faut enseigner et sensibiliser. Mais les mères africaines n'ignoraient pas la façon d'élever, de nourrir leurs enfants ou de les soigner. Certainement que les soins qu'elles leur administraient étaient peu efficaces. Ce qu'elles ignoraient surement était les règles d'hygiène de la médecine moderne.

L'éducation sanitaire à l'endroit des mères était renforcée par des actions socio-économiques afin d'élever le niveau de vie des familles. Ces actions consistaient à distribuer les allocations familiales qui variaient en fonction de l'évolution de la grossesse, de l'âge de l'enfant, des layettes et des primes d'accouchement, comme l'a si bien montré Robert Vuarin qu'on « distribuait des allocations prénatales liées à des examens médicaux, des allocations de maternité, de jeunes ménages (inspirées de l'allocation de salaire unique instituée en métropole en 1938), des allocations familiales dont l'attribution était soumise à la déclaration du mariage à l'état civil, s'il y a résidence sur le territoire et la permanence dans l'emploi du mari. On versait aux salariés (hommes ou femmes) une allocation familiale de 1000 FCFA par enfant. Celle-ci variait en fonction de l'évolution de la grossesse. Au troisième mois on donnait 2000 FCFA à la femme enceinte. Au 6e et 8e

9 J. Sénégal et Boiron, « L'endémie tuberculose chez l'enfant africain » in *Les problèmes de l'enfance dans les pays tropicaux*, Colloque organisé par le Centre International de l'Enfance, Brazzaville, 1952, P. 190.

mois, on lui versait 2500 FCFA. Elle bénéficiait en plus d'une layette et d'une prime d'accouchement de 3000 FCFA »[10].

Les mères considéraient ces actions comme salvatrices. Cependant, elles avaient une perception négative des médecins coloniaux. Elles les considéraient comme des conquérants qui leur imposaient leur vision et leur infligeaient des travaux forcés et l'impôt de captation qui eurent comme conséquences des suicides et des désertions des villages, mais aussi des rejets de la médecine coloniale comme l'ont montré Joseph Tonda[11] en Afrique centrale et Anne Hugon[12] en Afrique de l'Ouest. Les mères ont corrigé cette perception négative au fur et à mesure que les médecins coloniaux réalisaient des exploits en opérant et en guérissant les malades.

Pour réduire considérablement les forts taux de mortalité et de morbidité, l'administration coloniale a construit des structures de soins pour traiter les enfants ainsi que leurs parents.

2.3. La médicalisation des populations par l'administration coloniale

Pour médicaliser les populations aussi bien les enfants que leurs parents ainsi que les troupes coloniales, l'administration coloniale avait construit une diversité de structures de soins : hôpitaux, centres médicaux et dispensaires.

---

[10] R. Vuarin, *Un système africain de protection sociale au temps de la mondialisation,* Paris, L'Harmattan, 2000, P. 45.

[11] J. Tonda, *Le Souverain moderne. Le corps du pouvoir en Afrique centrale (Congo-Gabon),* Paris, Karthala, 2005.

[12] A. Hugon, « Santé : Quel bilan ? » in *L'histoire, La colonisation en procès,* n°302, octobre 2005, PP. 76-79.

Construits dans la capitale régionale, les hôpitaux étaient des structures de soins d'importance variable. Ils étaient dotés d'importants moyens d'investigation et de traitement, comprenant outre les services de médecine et de chirurgie générale, plusieurs services spécialisés (maternité, pédiatrie, chirurgie, service des aliénés, etc.,) disposant au minimum d'un médecin généraliste et d'un chirurgien.

Les centres médicaux étaient construits dans le centre du district. Ils étaient dirigés par un médecin polyvalent qui faisait des consultations, assurait des soins ambulatoires ou hospitaliers et était capable d'effectuer des opérations de petites chirurgie et des interventions d'urgence. Une maternité tenue par une sage-femme leur était souvent annexée.

Les dispensaires, quant à eux, étaient implantés dans les villages fortement peuplés. Ils étaient sous la direction soit d'un médecin généraliste, soit d'un infirmier. Ce professionnel assurait les consultations et les soins mais n'hospitalisait pas les malades.

Le médecin du dispensaire était aussi appelé médecin de brousse. Ce dernier organisait des tournées dans les villages. On regroupait les enfants et leurs parents dans des hangars pour des séances de dépistage, de traitement et de vaccination, comme l'écrit le médecin colonel Saleun : « *la tournée de prospection est accomplie dans une même région selon un itinéraire et un plan préétablis en accord avec l'autorité administrative. Les dates en sont fixées à l'avance de façon à prévenir à temps les populations à visiter. Sur le circuit préétabli ont été prévus des centres de rassemblements permettant la venue des habitants de tous les villages situés dans un rayon de 15 à 20 km au maximum. Des hangars sont construits dans ces centres de rassemblement destinés à abriter le personnel et le matériel, pendant toute la durée des opérations médicales* »[13].

---

[13] G. Saleun (médecin colonel), *CAOM/ Histoire de la médecine coloniale en Afrique. Dossiers divers des affaires politiques (1891-*

Mais comment les enfants étaient-ils soignés dans ces diverses formations sanitaires construites par l'administration coloniale ?

2.4. Les enfants malades soignés comme des ''petits adultes''

Les enfants malades ne bénéficiaient d'aucun traitement particulier qui tenait compte de leurs âges et de leurs maladies. Ils étaient soignés comme leurs parents et hospitalisés quelquefois dans les mêmes services. Lorsqu'ils étaient porteurs d'une maladie transmissible par exemple, « aucune mesure préventive, visant à éviter les transmissions de maladies entre enfants, n'était prise lorsqu'on hospitalisait les enfants. Ceux atteints de maladies transmissibles étaient hospitalisés quelquefois dans les mêmes services que les bien-portants. C'est le cas des enfants atteints de variole qui étaient hospitalisés dans le service de maternité ».

Les conditions d'hospitalisation des enfants étaient donc déplorables. Le pédiatre P. Boyer se souvient de ces mauvaises conditions d'hospitalisation des enfants gabonais et de l'état embryonnaire des connaissances médicales pendant la période coloniale. Il écrit : « *Si j'évoque un de mes souvenirs africains, je pense à Lambaréné. Envoyé en mission par l'OMS*[14] *dans les années 1940, lorsque j'étais chef de clinique, auprès d'Albert Schweitzer pour étudier son action préventive et curative concernant les enfants, je fus choqué par l'accueil fait à ceux-ci, la pauvreté des connaissances médicales, la vétusté extrême des installations. Séduits, plus que moi, par*

1954). Les services de la santé publique en AEF [en ligne], 2005 : file://ASNOM fichier /som000.html (consulté le 01-18-2005).

[14] Organisation mondiale de la santé.

l'œuvre de Schweitzer, de riches américains construisirent en Haïti, l'hôpital Albert Schweitzer avec un luxe de moyens qui m'étonna lorsque je le visitai. Il y a quelques années, je retournai à Lambaréné et le nouvel hôpital est maintenant un modèle d'adaptation d'une médecine compétente aux caractéristiques culturelles, aux possibilités économiques, aux contraintes climatiques de cette région du Gabon et de ses populations »[15].

Pour les médecins coloniaux, les enfants gabonais n'avaient aucune individualité. Ils n'avaient d'existence que par rapport à leurs groupes d'appartenance. C'est plutôt le groupe ethnique qui retenait leur attention car certains taux de mortalité infantile étaient représentés par groupe ethnique : Oroungou (8,8%), N'komi (33,33%), Baloumbou (15,55%), Fang (10%), Obamba (18,29%), Samaï (7,40%) et Batéké (22,27%)[16]. Il y avait chez les médecins coloniaux une ethnicisation et une racialisation de la maladie qui sont pourtant interdites par la pratique médicale moderne. Ces logiques montrent bien l'évolution de la pensée médicale qui attestent que la médecine est aussi une pratique idéologique.

Ce qui les importait également était la fiche médicale dans laquelle ils inscrivaient les informations médicales des enfants malades en l'absence du carnet de santé infantile. Ce dernier document n'a été institué que par l'administration gabonaise postcoloniale. La « Fiche médicale » instaurée par la médecine coloniale était un

---

[15] P. Boyer préface à N. Massé, *Pédiatrie et culture (séminaire 7-8 octobre),* Paris, Centre International de l'Enfance, département de pédiatrie de Bicêtre.

[16] Médecin Talec, *Rapport médical annuel 1950,* Institut de Médecine Tropicale du Service de Santé des Armées (IMTSSA), boîte n°93, p. 19.

document de contrôle et de surveillance de l'état de santé des enfants, au sens foucaldien[17] du terme.

L'arrière fond idéologique sur lequel la fiche s'inscrit est donc celui d'une médecine attentive aux spécificités ''raciales'', et non aux particularités individuelles. Cette médecine soucieuse des spécificités des ''races'' conduit, entre autres, à faire valoir contre les faits, une prétendue immunité des Gabonais à certaines maladies, dont la fièvre jaune, le paludisme et la trypanosomiase : « *Si le jeune africain est infecté par un aedes contaminé, il ne développera dans l'immense majorité des cas qu'une maladie bénigne et non caractéristique, un épisode fébrile qui se perdra dans la foule des autres affections de la petite enfance. Mais il sera immunisé contre la fièvre jaune pour le restant de ses jours. Et s'il lui arrive d'être piqué, plus tard, par un moustique infecté, il ne fera pas une fièvre jaune à grand fracas comme ne manquerait pas de le faire un européen importé, plongé comme papier réactif dans un environnement contaminé* »[18].

Cette prétendue immunité raciale des enfants est aussi présentée dans ces écrits : « *Le paludisme ne semble pas être un danger social pour les diverses races gabonaises. Il se passe dans cette colonie exactement ce que le médecin général Bouffard a constaté en AOF : la plupart de ces enfants semblent être en excellente santé et supporter leur infection sans grand dommage pour leur état général comme s'ils jouissaient à l'égard du paludisme d'une immunité réelle. Parasité dès leur jeune âge, le plus souvent vers deux ans, avec un maximum de pourcentage d'infections vers cinq ans, ils ne semblent pas payer un bien lourd tribut à la maladie. Des déchets relativement*

[17] M. Foucault, *Surveiller et punir. Naissance de la prison,* Paris, Gallimard, 1975.

[18] L. Lapeysonnie, *La médecine coloniale. Mythes ou réalités ?* Paris, Seghers, 1988, P. 52.

infinis paraissent bien en faveur d'une immunité raciale, immunité partielle rapidement renforcée par une immunité acquise, qui à l'âge adulte rend les natifs réfractaires en majorité aux réinfections »[19].

En effet, les médecins coloniaux étaient passionnés par la recherche des facteurs d'endémicité bénigne, au sein des populations africaines malgré les facteurs favorables à l'extension des maladies, comme le note si bien Jean Paul Bado : « *La notion de porteurs sains excita la curiosité des médecins depuis la découverte des anticorps anti-palustres en 1899 à Saint-Louis au Sénégal chez de nombreux enfants africains et parmi les militaires européens qui ne manifestaient aucun accès palustre(...) bien avant cette découverte, beaucoup de médecins croyaient que les Noirs jouissaient d'une immunité contre le paludisme et la fièvre jaune malgré les observations et les comptes rendus qui montraient le contraire »*[20].

Il a donc fallu attendre le début du XXème siècle pour que disparaisse cette croyance en l'immunité raciale chez les médecins coloniaux. Mais elle a refait surface dans les années d'apparition du Sida au Gabon. En effet, le feu Président Omar Bongo Ondimba et un éminent médecin gabonais ont même déclaré que les Gabonais étaient immunisés contre le Sida avant de reconnaître plus tard la vulnérabilité des Gabonais face à cette maladie. Les mêmes attitudes ont été observées chez les autorités politiques sud-africaines.

A l'époque de la Fiche, instrument du dispositif de surveillance de la médecine coloniale soucieuse des groupes ethniques et des spécificités raciales, les enfants qui avaient *droit* aux soins étaient soignés gratuitement. Mais

---

[19] Cheveneau (médecin général), *Le paludisme et la population indigène. Rapport médical 1935*, Institut de Médecine Tropicale du Service de Santé des Armées (IMTSSA), boîte n°120, P. 125.

[20] J-P. Bado, op, cit., P.28.

la fiche médicale présentait des limites qui ont conduit à son remplacement par le carnet de santé de l'enfant. Ces limites étaient :

- la difficulté d'inscrire dans une seule et même fiche l'identité de l'enfant, celle des parents, les conseils nutritionnels, les conditions de l'accouchement, les antécédents familiaux, le calendrier des vaccinations, le groupe sanguin, l'évolution de la croissance de l'enfant, les maladies et les traitements prescrits ;
- le nombre limité des fiches médicales.

2.5. La mise en place d'une médecine préventive

En plus des actions curatives, les médecins coloniaux avaient également développé une médecine préventive. Elle consistait à construire des centres de Protection Maternelle et Infantile (PMI) dont le but et les objectifs sont clairement définis par le médecin Jules Gaulène : « *le but de la PMI est de prévenir la maladie, mais aussi d'améliorer la santé des mères et des enfants par une action qui s'intègre aux activités de santé publique. L'organisation de la PMI doit répondre à trois caractéristiques fondamentales qui découlent de son rôle et de l'extension de ses activités : elle doit être polyvalente et couvrir les différents problèmes médico-sociaux pour les mères et les enfants, elle doit être le prolongement, jusque dans la vie de famille, de l'action commencée dans les centres de santé et d'améliorer le cadre qui conditionne la vie de la population, elle ne peut être considérée comme un service autonome et doit être intégrée dans l'organisation générale des services sanitaires. Cependant, intégration ne signifie pas absorption et la PMI doit être individualisée de la direction et de la région, afin d'être en position de donner l'orientation nécessaire aux différents services de santé publique. A l'échelon du dis-*

trict, les personnels chargés des activités de santé publique devront être imprégnés des notions de base de la PMI dans l'exercice de leurs tâches journalières. De leur côté, les personnels des hôpitaux et des centres médicaux participeront intimement à l'œuvre commune »[21].

Dans les centres de PMI, l'activité des médecins consistait à consulter les nourrissons et les femmes enceintes. Ils pesaient les nourrissons, mesuraient leur taille, les examinaient, les vaccinaient et leur distribuaient les médicaments contre le paludisme. Lorsqu'une maladie était décelée, les enfants recevaient automatiquement les premiers soins ensuite, les médecins conseillaient à leurs mères de les conduire à l'hôpital.

Concernant les consultations prénatales, les médecins établissaient des fiches médicales individuelles aux femmes enceintes, leur prenaient le poids, la tension artérielle et mesuraient leur hauteur utérine. Ensuite, ils leur faisaient des numérations sanguines et des examens d'urine pour chercher de l'albumine et du sucre. Enfin, ils leur prodiguaient des conseils relatifs à l'hygiène et à l'alimentation du nouveau-né. Ils leur apprenaient comment elles devaient préparer le biberon et la bouillie des bébés.

Les médecins coloniaux procédaient également à des visites médicales périodiques dans les écoles situées dans leur circonscription en dépistant et en soignant les élèves contre la tuberculose, la rougeole, la fièvre jaune et le paludisme. Ils contrôlaient aussi les conditions d'hygiène des latrines et des locaux des écoles.

Mais dans leur action curative et préventive, les médecins coloniaux manquaient de personnels. Ce déficit a

---

[21] J. Gaulène (médecin commandant), *Rapport médical annuel,* Institut de Médecine Tropicale du Service de santé des Armées (IMTSSA), boîte n° 95, 1957, P102, 521 P

constitué un véritable handicap dans la médicalisation des enfants gabonais.

2.6. L'insuffisance du personnel médical : un handicap dans la médicalisation des enfants

Les médecins coloniaux étaient confrontés non seulement au manque de personnel médical, mais aussi à son instabilité, au recrutement et à la barrière linguistique car les populations ne parlaient pas français.

Les recrutements étaient difficiles car les affectations vers les colonies ne soulevant pas d'enthousiasme chez les jeunes médecins. L'exercice était meilleur en métropole et offrait des avantages par rapport aux colonies où ils devaient faire face aux épidémies tropicales. Beaucoup refusaient de s'y engager parce que les colonies représentaient le ''tombeau'' de l'homme blanc.

Pour combler le déficit en personnels, les médecins coloniaux étaient obligés de former sur le tas des indigènes à qui ils confiaient principalement trois tâches : servir d'interprètes auprès des populations, les aider dans leurs activités quotidiennes, enfin, les suppléer, au besoin, dans les centres éloignés de leur résidence.

Ces indigènes étaient recrutés en fonction de leur disponibilité. Ils servaient comme interprète en facilitant la communication entre population et médecins. Ils éclairaient les médecins sur le fonctionnement des coutumes qui empêchaient leur action. Les médecins coloniaux les utilisaient pour sensibiliser les populations sur l'observation des règles d'hygiène et les moyens de prévention contre les affections épidémiques. Ils les utilisaient aussi pour combattre la médecine traditionnelle.

Les auxiliaires indigènes accompagnaient les médecins « dans les tournées pénibles et peu confortables d'une médecine de masse »[22] et réduisaient relativement la pénurie des effectifs qui se posait aux praticiens coloniaux. Formés sur le tas pour réaliser des actes médicaux élémentaires tels que panser les plaies, peser les malades, distribuer les médicaments, etc., ils pratiquaient sur le terrain des injections, actes pour lesquels, ils n'avaient aucune compétence. Ce décalage entre leur formation réelle et l'exercice des actes médicaux qui incombaient aux spécialistes a été à l'origine de nombreuses erreurs qui ruinaient la confiance que les médecins plaçaient en eux. A force de pratiquer auprès des médecins coloniaux, ces auxiliaires sont devenus les premiers infirmiers et médecins après les indépendances.

Mais les médecins coloniaux se faisaient aussi aider dans leur mission de médicalisation des populations gabonaises par les missionnaires et les infirmières du berceau de l'enfant gabonais.

2.7. Les missionnaires et les infirmières du berceau de l'enfant gabonais : des auxiliaires de la médecine coloniale

Les missionnaires protestants et catholiques ont également contribué activement à soigner les enfants à l'aide de leurs pharmacies ''religieuses''. Les jeunes qui fréquentaient leurs établissements étaient les principaux bénéficiaires. Mais les soins qu'ils leur administraient visaient un seul objectif : la conversion des enfants au christianisme. Pour les missionnaires, les enfants représentaient une population malléable et facile à convertir contrairement à leurs parents. La stratégie des mission-

---

[22] A. Audibert, *Le service social en Afrique francophone dans une perspective de développement,* doctorat de 3ème cycle en Histoire, Université Paris I Panthéon-Sorbonne, 1977, P. 175.

naires était de soigner et de guérir les enfants afin qu'ils croient en Dieu et finissent par se convertir.

Dans la pratique médicale des missionnaires, c'est la guérison qui détermine la croyance. Les missionnaires considéraient les enfants malades comme des ''petits païens'' à convertir. Selon eux, les forts taux de mortalité et morbidité infantile étaient la conséquence du paganisme de leurs parents, leurs croyances aux idoles et non au ''vrai Dieu'' qui s'est révélé lui-même. Ils condamnaient et détruisaient les cultes traditionnels qualifiés de « croyances superstitieuses »[23]. Leur intransigeance à l'égard des cultes et des pratiques traditionnelles préventives les amenaient à arracher les amulettes aux cous des enfants pour les remplacer lors des baptêmes par la croix « miraculeuse » de Jésus-Christ.

Par ailleurs, la médecine traditionnelle, représentée par la personnalité du *Nganga*, était considérée par les missionnaires comme une œuvre irrationnelle faite d'amalgames de toutes sortes d'éléments naturels comme l'écrit Sœur Marie André : « *Elle est faite à la base d'arbres, d'écorces et de racines d'arbres, soit en décoction, soit pilées ou carbonisées et réduite en poudre, puis amalgamées avec une graisse végétale* »[24].

Les missionnaires accordaient également une attention particulière aux enfants métis[25]. Ces enfants posaient des problèmes de prise en charge après le départ de leurs géniteurs en Europe et d'intégration au sein des familles africaines. On les considérait ni comme des Blancs, ni comme des Noirs. Les missionnaires les recensaient et les

---

[23] J. Trincaz, *Colonisation et religion en Afrique noire (l'exemple de Zinguinchor)*, Paris, L'Harmattan, 1981, P.66.

[24] Sœur M. André, *La condition humaine en Afrique,* Paris, Grasset, 1953, P ; 189.

[25] Enfants issus des unions entre les administrateurs ou les médecins coloniaux et les femmes africaines.

plaçaient dans un centre qu'ils avaient construit pour les scolariser, leur donner une éducation religieuse et les soigner.

Scolarisés dès leur jeune âge, ces enfants étaient devenus la première élite du pays après l'indépendance. Nombreux étaient devenus des commis de bureau, des juristes et des médecins[26].

Parallèlement à l'action médicale et religieuse des missionnaires, les infirmières du berceau de l'enfant gabonais, encore appelées les ''Dames visiteuses'', menaient aussi des actions médico-sanitaires en faveur des enfants et de leurs parents. Elles organisaient des inspections médicales dans les villages pour :

- vacciner les enfants ;
- surveiller leur état physique et contrôler la propreté des habitations ;
- conseiller et éduquer les mères ;
- soigner les enfants et leur distribuer des cadeaux ;
- rédiger les rapports médicaux annuels qu'elles envoyaient à la métropole.

Les infirmières du berceau de l'enfant gabonais organisaient des visites une fois par mois dans les domiciles des mères. Elles étaient généralement inopinées. L'objectif était de les surprendre dans leurs pratiques éducatives puis punir celles qui n'entretenaient pas bien leurs progénitures. La punition consistait à leur refuser des cadeaux et autres compensations.

Les visites consistaient à surveiller l'allaitement et l'alimentation des enfants de bas âge. Les infirmières du berceau vérifiaient si les mères nourrissaient leurs enfants au lait maternel ou au biberon ; si elles leur donnaient des bouillies ou des aliments solides. Elles contrôlaient aussi

---

[26] Dans le cas du Gabon, on peut citer le docteur Chambrier.

la façon dont les tout petits étaient vêtus : si les mères les couvraient ou les laissaient nus. Enfin, elles examinaient leur état physique en vérifiant s'ils étaient bien portants, s'ils ne souffraient pas de la malnutrition, s'ils n'avaient pas la gale ou d'écorchures.

Après cet examen, les infirmières du berceau vérifiaient la propreté des maisons, des cours et l'état des ustensiles de cuisine.

L'examen des enfants, les inspections des maisons et des ustensiles effrayaient les mères qui craignaient d'être vues comme celles qui n'observaient pas les règles d'hygiène infantile. La peur d'être jugées conduisait certaines d'entre elles à fermer leurs portes aux infirmières du berceau.

Les infirmières du berceau éduquaient aussi les mères à préparer un biberon, à cuire une bouillie digeste, à donner un bain, a emmailloter sans trop serrer, à assainir la literie, à sevrer, etc. A travers cette éducation, il est évident que ces personnels féminins ainsi que les médecins coloniaux ont beaucoup contribué « à faire passer le discours hygiéniste » comme l'ont montré Doris Bonnet et Yannick Jaffré[27].

Pour éduquer les mères, les infirmières du berceau s'appuyaient sur des brochures contenant des conseils et des instructions sur les notions d'hygiène et de puériculture. Elles les distribuaient aux mères. Les infirmières du berceau utilisaient aussi des affiches qu'elles collaient sur les murs des maisons pour faire passer leurs messages. Mais ce moyen était peu efficace car les mères ne savaient ni lire, ni écrire.

---

[27] D. Bonnet et Y. Jaffré (éds), *Les maladies de passage. Transmissions, préventions et hygiène en Afrique de l'Ouest,* Paris, Karthala, 2003.

A chaque passage, les infirmières du berceau administraient les soins aux enfants malades. Elles distribuaient des vêtements, des cadeaux et des trousseaux aux femmes enceintes. Dans leur esprit, l'enfant africain était considéré comme un petit pauvre qu'il fallait assister matériellement et médicalement.

Les infirmières du berceau rédigeaient aussi des rapports médicaux annuels qu'elles envoyaient à la métropole dans lesquels elles détaillaient les difficultés qu'elles rencontraient.

En somme, l'avènement de la pédiatrie au Gabon remonte donc à la période coloniale avec les médecins militaires, qui ont instauré la fiche médicale comme dispositif de surveillance des données biomédicales des enfants malades. Ces derniers étaient soignés comme des adultes en miniature sans aucune individualité. Cette médecine attentive aux spécificités raciales était aidée dans sa mission de médicaliser des populations africaines par les auxiliaires indigènes formés sur le tas, les missionnaires et les infirmières du berceau de l'enfant gabonais qui considéraient les enfants comme des païens et des petits pauvres qu'il fallait convertir, scolariser, soigner et vêtir.

Mais le changement de conception des enfants malades s'opérera avec les autorités politiques gabonaises postcoloniales qui vont construire des établissements spécialisés pour les soigner et former un personnel médical qualifié.

3. Conceptions des enfants malades par les autorités politiques gabonaises postcoloniales, formation des pédiatres et construction des structures de soins spécialisées

Contrairement aux médecins coloniaux, aux missionnaires et aux infirmières du berceau de l'enfant gabonais, les autorités politiques gabonaises postcoloniales ont eu une conception positive des enfants malades. Cette conception va les pousser à former un personnel médical spécialisé et à construire des structures de soins pour les recevoir.

3.1. Changement des conceptions des enfants malades par les autorités politiques gabonaises postcoloniales

Les autorités politiques gabonaises postcoloniales considéraient les enfants malades comme des individus autonomes ayant leurs propres maladies et qui nécessitaient une prise en charge spécifique comme on peut le noter à travers ces écrits : « *Les mères et les enfants diffèrent du reste de la population en ce sens que les premières sont exposées aux risques de la grossesse et de l'accouchement, et les seconds aux difficultés de la naissance et du développement. Ces individus ont leurs propres maladies. Les programmes de santé doivent donc comporter des mesures spéciales à leur égard »*[1].

La prise en compte des maladies spécifiques aux enfants va obliger les autorités politiques gabonaises postcoloniales à envoyer leurs ressortissants dans les pays occidentaux pour y subir une formation spécialisée en pédiatrie.

3.2. Envoi des étudiants gabonais pour une formation médicale en Afrique et en Europe

La stratégie retenue par les autorités politiques gabonaises postcoloniales pour former le personnel soignant qui leur manquait était une stratégie progressive et planifiée qui consistait à former les agents peu qualifiés (infirmiers et infirmières) pour terminer par les médecins spécialisés. Ainsi, elles formaient tour à tour les infirmiers et infirmières, les médecins généralistes et les médecins spécialistes dont les pédiatres, hors du Gabon car le pays ne disposait pas encore d'établissements de formation.

En 1960, les autorités politiques gabonaises postcoloniales construisent l'Ecole Préparatoire aux Diplômes d'Etat d'Infirmiers et Infirmières de la République Gabonaise. Cet établissement formait les infirmiers et infirmières d'Etat dont le niveau de recrutement était le Brevet d'Etudes et les infirmiers et infirmières Elémentaires dont le niveau de recrutement était le Certificat d'Etudes Préparatoire Elémentaire. La durée de formation des premiers était de deux (2) ans alors que celle des seconds était de dix-huit (18) mois. Les élèves recevaient des cours à la fois théoriques et pratiques. Les enseignements théoriques comprenaient des cours de pathologies

---

[1] Archives Nationales du Gabon (ANG), *Les politiques sanitaires et sociales du gouvernement (1963-1965),* dossier n°408, P. 10.

tropicales, de psychiatrie, de neurologie, de chirurgie, de santé publique, d'assainissement et d'éducation sanitaire, d'hygiène alimentaire, d'orthographe médicale et du rôle de l'infirmier auprès du malade. La formation pratique consistait en des stages de trois (3) mois au Centre Hospitalier de Libreville (CHL) dans les services de médecine générale, de chirurgie, de pédiatrie et de maternité. Après leur formation, ils étaient aussitôt affectés dans les structures de soins du pays et intégrés à la Fonction publique.

Les futurs médecins généralistes étaient choisis parmi les Infirmiers d'Etat qui étaient bien notés par leurs chefs de service et les nouveaux bacheliers qu'on orientait automatiquement en médecine après l'obtention de leur diplôme. Ils étaient envoyés au Sénégal, en Côte-d'Ivoire et dans les pays européens, notamment en France, en URSS, au Canada, etc. La durée de formation pour les bacheliers était de six (6) ans alors que pour les Infirmiers d'Etat, elle était de quatre (4) ans car ces derniers étaient dispensés des deux premières années de médecine générales à cause de leur prérequis. Après l'obtention de leur doctorat de médecine générale, on leur supprimait automatiquement la bourse pour les empêcher de se spécialiser. Ils étaient donc contraints de rentrer au Gabon pour exercer.

De retour au pays, ces jeunes médecins généralistes constituaient l'élite du système médical gabonais. Ils reléguaient au second plan les infirmiers et concurrençaient les médecins coopérants. Ils étaient affectés soit au ministère de la santé pour occuper les premiers postes, soit dans les hôpitaux où ils étaient désignés chefs de service. Ce déclassement donnait lieu à des conflits de générations vécus comme des problèmes de compétence de part et d'autre[2].

---

[2] G. B. Mayengala, *Diplômes et déclassement. Promotion professionnelle ou sociale ? L'exemple des personnels paramédicaux*

Le choix des futurs pédiatres s'opérait sur la base du vivier des médecins généralistes existant. Leur formation répondait donc aux besoins du pays en santé publique, notamment le manque du personnel spécialisé pour traiter les enfants et les forts taux de mortalité et de morbidité infantile. Les pédiatres étaient donc envoyés en formation en France, au Canada et en URSS. La durée de la formation était de quatre ans et sanctionnée par l'obtention du Certificat d'Etudes Spécialisées (CES) en pédiatrie. Après l'obtention de leur diplôme, les spécialistes gabonais rentraient automatiquement au pays où ils exerçaient leur métier auprès des anciens médecins coloniaux transformés en médecins coopérants.

Mais la collaboration entre les premiers pédiatres gabonais et leurs confrères médecins coopérants était difficile. Ces derniers considéraient les pédiatres gabonais comme de simples infirmiers. De ce fait, ils leur refusaient des actes médicaux et ne leur donnaient pas la possibilité de pratiquer. Frustrés, certains pédiatres gabonais étaient obligés d'ouvrir leurs propres cabinets privés dans lesquels ils exerçaient leur médecine. Ce furent les cas des docteurs Chambrier et Biyoghé.

Après avoir formé la première génération des pédiatres, les autorités politiques gabonaises postcoloniales ont ensuite décidé de construire des services de soins spécialisés et un hôpital pour enfants.

3.3. Construction des services de soins spécialisés et d'un hôpital de référence pour enfants

Afin de spécifier les structures de soins pour enfants, les tuberculeux, les malades mentaux et les autres défi-

---

en République centrafricaine, Marseille, EHESS, Mémoire de DEA en Sciences sociales, 2003.

ciences multiples, les autorités politiques gabonaises postcoloniales ont construit des établissements de soins. C'est ainsi qu'elles ont édifié en 1972 l'Hôpital de Nkembo qui est spécialisé dans le traitement de la lèpre et de la tuberculose. En 1979 le service de neuropsychiatrie infantile de l'hôpital psychiatrique de Mélen et les centres de rééducation des handicapés moteurs en 1979 au sein de l'Hôpital Jeanne Ebori.

Dans ces deux derniers centres, les enfants handicapés subissent des séances de rééducation pratiquées par un personnel médical spécialisé, composé de spécialistes en médecine physique et réadaptation, des médecins de sport et de kinésithérapeutes. Des salles de gymnastique, des tapis roulants et des bicyclettes, des cannes anglaises sont mises à leur disposition. On leur fournit aussi des prothèses des membres inférieurs (tibiales, fémorales) et des membres supérieurs (orthèses, semelles orthopédiques). Ces deux centres procèdent également à des hospitalisations d'enfants dans des chambres équipées de lits adaptés, de fauteuils roulants et de déambulateurs. Elles disposent d'un appareillage moderne adapté à l'état physique des enfants et leur permet de se déplacer sans trop de difficultés.

Les autorités politiques gabonaises postcoloniales avaient enfin construit un hôpital de référence pour enfants en 1977 : l'Hôpital pédiatrique d'Owendo[3]. Il avait été construit pour désengorger les services de pédiatrie du Centre Hospitalier de Libreville. C'était un bâtiment monobloc et haut de cinq étages qui contenait toutes les spécialités médicales. Mais c'était un hôpital dont les frais de consultation et d'hospitalisation étaient très coûteux.

[3] Cet hôpital a été fermé et remplacé par le nouvel Hôpital Mère et Enfant de Jeanne et Ebori qui commence à ouvrir ses portes aux usagers.

Les parents démunis abandonnaient souvent leurs enfants faute de moyens financiers pour s'acquitter des frais d'hospitalisation. Ainsi, d'une structure de soins pédiatriques, l'hôpital pédiatrique d'Owendo s'était transformé en halte-garderie.

3.4. Extension des centres de Protection Maternelle et Infantile (PMI)

Les autorités politiques gabonaises postcoloniales avaient aussi décidé d'étendre la construction des PMI aux autres localités du pays qui n'en étaient pas pourvues. C'est ainsi que fut créé en 1974 un service national de Protection Maternelle et Infantile à Libreville. Ce service avait pour mission de couvrir l'ensemble du pays des PMI mais surtout d'organiser régulièrement des campagnes de sensibilisation à l'endroit des mères sur les fonctions des PMI et de leur expliquer aussi l'intérêt de les fréquenter.

Ces campagnes de sensibilisation ont produit des effets positifs. Aujourd'hui, plus que pendant la période coloniale, les mères connaissent mieux le rôle et l'utilité des PMI. Elles y conduisent massivement leurs enfants et les taux de consultation sont en nette progression comme le montrent ces données statistiques[4] : le nombre d'enfants consultants de plus d'un an est passé de 131 138 en 1997 à 145 564 en 1998 pour atteindre 161 576 en 1999 soit une augmentation de 11% d'une année à l'autre. Le nombre de consultations est passé de 157 137 en 1997 à 175 994 en 1998 pour atteindre 197 137 en 1999, soit un taux de croissance annuelle de 12%. Mais la fréquence de consultation de plus d'un an est faible et évolue à peine depuis

---

[4] République Gabonaise, Ministère de l'Economie, des Finances, du Budget et de la Privatisation, Direction Générale de l'Economie, *Tableau de bord social,* n°2, 2003, p. 25-26.

1997. Elle est passée de 1,19 en 1997 à 1,21 en 1998 à 1,22 en 1999. Cette faible fréquentation pourrait s'expliquer par l'arrêt des consultations pédiatriques à 1 an dans les centres de PMI. Après un an, les visites ne sont plus obligatoires.

Pour les enfants de moins d'un an (1), la fréquentation des consultations de 1997 à 1999 est plus élevée et avoisine deux (2) consultations car les visites sont obligatoires et gratuites jusqu'à un an dans les centres de protection maternelle et infantile : un enfant de moins d'un an va en consultation 1,5 fois en 1997, 1,6 fois en 1998 et 1,7 fois en 1999. Le nombre de consultations pour cette tranche d'âge est de 98 096 en 1997, 103 001 en 1998 et 108 151 en 1999, soit une hausse annuelle de 5%. Le nombre de consultations est aussi en progression. Il part de 143 650 en 1997 à 163 611 en 1998 pour aboutir à 188 292 en 1999, soit une augmentation annuelle de 14%[5].

3.5. Intensification des campagnes de vaccination

L'intensification des campagnes de vaccination est également une mesure que les autorités politiques gabonaises ont prise pour améliorer la santé des enfants. On note que le nombre d'enfants vaccinés contre le BCG[6] est passé de 28 150 en 1997 à 30 279 en 1998 pour atteindre 37 914 en 1999. Celui des enfants vaccinés contre le DTCP[7] est passé de 21 359 en 1997 à 24 559 en 1998 pour aboutir à 32 589 en 1999. Pour les enfants vaccinés contre la rougeole, on remarque également une nette progression. Leur nombre est passé de 12 664 en 1997 à 18 916 en

---

[5] Ministère de l'Economie, des Finances, du Budget et de la Privatisation, Direction générale de l'Economie, *Tableau de bord social,* septembre 2003, P. 25.

[6] Vaccin contre la tuberculose.

[7] Vaccin contre la Diphtérie, tétanos, coqueluche et poliomyélite.

1998 pour atteindre 23 861 en 1999[8]. Ces augmentations des enfants vaccinés d'une année à une autre, quelle que soit la maladie considérée BCG pour la tuberculose, DTCP pour la diphtérie, le tétanos, la coqueluche, la poliomyélite et la rougeole, montrent que les autorités gabonaises postcoloniales accordent une importance à ces actions de prévention qui se faisaient épisodiquement pendant la colonisation. Pour manifester également leur intérêt pour les actions de prévention, elles ont institué en 1998 des journées nationales de vaccination contre la poliomyélite[9] (JNVP). Ces journées visent l'éradication de cette maladie par les campagnes de vaccination massive des enfants dans toutes les localités du pays.

En effet, dans ces campagnes de vaccination massive, les agents vaccinateurs passaient dans tous les villages pour vacciner les enfants. On les réunissait chez les chefs de village pour recevoir les doses contre le BCG, le DTCP, la rougeole, la fièvre jaune et on leur donnait également des antipaludiques.

3.6. Développement d'une pédiatrie sociale et scolaire

Les pouvoirs publics gabonais postcoloniaux ont aussi développé la pédiatrie sociale pour améliorer et réduire les taux de mortalité des enfants. C'est ainsi qu'elles ont créé en 1978 les centres sociaux dans toute l'étendue du terri-

---

[8] Ministère de l'Economie, des Finances, du Budget et de la Privatisation, Direction générale de l'Economie, *op.,cit, P. 35-36.*

[9] Maladie infectieuse contagieuse, épidémique, causée par des virus spécifiques et dont les lésions affectent principalement les cellules des cornes antérieures de la moelle. L'affection se caractérise cliniquement, dans sa forme physique, par des paralysies flasques, non symétriques, débutant brusquement et à tendance progressive ; elles aboutissent rapidement à l'atrophie des muscles atteints.

toire. Ces centres font des consultations prénatales aux femmes enceintes, leur apprennent les règles de puériculture, dépistent et vaccinent les nourrissons. Ils octroient aussi des aides aux enfants handicapés.

Ils ont également construit des centres préscolaires, des crèches et halte garderies afin de décharger la mère de la garde des enfants. La mise en place de ces structures visait la valorisation du statut de la femme gabonaise car, pendant la période coloniale, elle était perçue négativement par les médecins coloniaux. Ces derniers la considéraient non seulement comme ignorante des règles de puériculture, mais aussi comme une simple procréatrice qui dépendait de son conjoint. Ainsi, « le modèle du féminin assimilé à la maternité, de la femme au foyer dépendant de son mari » comme l'a montré G. Neyrand[10], était celui que les médecins coloniaux voyaient en la mère gabonaise. Ce modèle, les autorités politiques gabonaises postcoloniales voulaient donc le changer.

En 1985, le gouvernement gabonais a construit une Ecole Nationale pour Enfants Déficients Auditifs (ENEDA) afin d'offrir une éducation aux enfants malentendants et malvoyants. Cette école comprend 6 salles de classes, 3 cabines de rééducation orthophonique, 1 cabine audio métrique, 1 salle de psychomotricité, 1 salle polyvalente équipée d'une cabine de projection, 1 bibliothèque, 1 réfectoire, 1 cuisine, 4 toilettes, 3 douches et 2 bureaux administratifs.

Le personnel enseignant est composé de : 1 assistante scolaire, 1 éducatrice spécialisée, 1 instituteur en communication sociale, 8 enseignants spécialisés pour sourds, 2

---

[10] N. Neyrand, *L'enfant, la mère et la question du père. Un bilan critique de l'évolution des savoirs sur la petite enfance,* Paris, PUF, 2000, P. 18.

enseignants d'éducation physique et sportive, 1 enseignant de dessin et 2 assistantes maternelles.

3.7. Des mesures juridiques pour protéger l'enfant et améliorer sa santé

Des mesures juridiques visant à protéger l'enfant et à améliorer sa santé ont également été prises. Les personnalités politiques gabonaises ont inscrit la protection de la santé de l'enfant et sa sécurité comme un principe constitutionnel. Ainsi, il est écrit dans la Constitution Gabonaise que : « *L'Etat, selon ses possibilités, garantit à tous, notamment à l'enfant, à la mère, aux handicapés, aux vieux travailleurs et aux personnes âgées, la protection de la santé, la sécurité sociale, un environnement naturel préservé, le repos et les loisirs*[11] ».

En 1985, les autorités politiques gabonaises ont adopté l'Ordonnance 001/95 du 14 janvier 1995 portant orientation de la politique de santé en République Gabonaise. Cette Ordonnance contient des dispositions relatives à la protection de la santé de la mère et de l'enfant ainsi que la réduction de leur mortalité et morbidité. On peut y lire : « *La protection de la mère et de l'enfant, l'hygiène et la prévention (....) constituent les priorités de la politique nationale de santé. La protection de la santé de la mère et de l'enfant vise à réduire la morbidité et la mortalité maternelles, prénatales et infantiles. Elle repose en particulier sur la promotion des actions préventives, de l'information et de l'éducation sanitaire en direction de la famille et de la communauté, ainsi que sur la prise en charge des enfants malades et des grossesses à risque. La*

[11] République Gabonaise, Constitution de la République Gabonaise, *Titre préliminaire : des principes et des droits fondamentaux.*

politique de santé en faveur de la mère et de l'enfant doit assurer en particulier les actions prioritaires suivantes :

- *la surveillance régulière des grossesses ;*
- *les accouchements en milieu contrôlé, avec assistance d'un personnel qualifié ;*
- *l'éducation nutritionnelle et sanitaire de la femme enceinte et des enfants d'âge préscolaire et scolaire ;*
- *la pratique des bilans de santé gratuits et obligatoires pour l'enfant en âge préscolaire ;*
- *la promotion de l'allaitement maternel ;*
- *le dépistage et la lutte contre les maladies sexuellement transmissibles en abrégé MST ;*
- *la prévention des grossesses précoces et des avortements clandestins ;*
- *la protection sociale de la mère ;*
- *la prise en charge des enfants malades et des grossesses à risque »*[12].

Conformément aux dispositions de cette ordonnance, une loi a été votée le 13 février 1996 portant protection sociale des personnes handicapées. Ces personnes disposent d'une carte d'invalidité qui leur donne droit à la réduction des frais médicaux dans les établissements publics de santé. Un arrêté a également été pris le 23 mars 2007 sur la gratuité du dépistage du VIH/Sida au Programme National de Lutte contre les Infections Sexuellement Transmissibles et des traitements antirétroviraux (ARV) chez les nourrissons, les enfants de moins de douze ans, les personnes violées ou ayant été exposées à du sang contaminé à la suite de transfusions, les élèves, les étudiants, les chômeurs, les retraités et les indigents.

---

[12] Présidence de la République, *Ordonnance n°001/95 du 14 janvier 1995 portant orientation de la politique de la santé en République Gabonaise,* P. 2.

Cette mesure est effective car les enfants, les écoliers, les étudiants et toutes autres personnes volontaires se font dépister gratuitement et on leur distribue les antirétroviraux en cas de test positif.

3.8. Des taux de mortalité et de morbidité toujours très élevés

Malgré toutes ces actions et mesures prises, les taux de mortalité infantile sont toujours très élevés, comme le montrent ces statistiques de l'Enquête Démographique et de Santé (EDS) réalisée en 2000 : sur 1 000 enfants nés vivants, 57 sont décédés avant leur premier anniversaire et sur 1 000 enfants qui atteignent leur premier anniversaire, 33 meurent avant d'avoir atteint l'âge de cinq ans. Les principales causes de décès par ordre sont : le paludisme (28%), les infections respiratoires aiguës (10,7%), les maladies diarrhéiques (8,8%) et les affections néonatales (35,1%).

Les taux de morbidité sont également élevés. Ils sont dominés par les maladies infectieuses et parasitaires dont le paludisme (85,8%), les maladies diarrhéiques (74,2%) et les infections respiratoires aiguës (21,1%).

Les problèmes de santé liés à la malnutrition sont aussi préoccupants : la malnutrition chronique chez les enfants de moins de 5 ans est de 21% et la malnutrition sévère de 7%. Il est aussi observé un faible poids à la naissance (inférieur à 2 500 grammes) chez 12% des enfants et la prévalence moyenne des troubles dus à la carence en iode (TDC) est de 17,4%.

La malnutrition et le faible poids des enfants à la naissance sont certainement les conséquences d'une pauvreté alimentaire des familles qui n'arrivent pas, faute de moyens, à varier qualitativement et quantitativement l'alimentation de leurs enfants[13]. Ces familles démunies ont une alimentation déséquilibrée et pauvre en éléments nutritifs. La conséquence ce sont des maladies conduisant à des hospitalisations, comme l'a montré le rapport des Objectifs du Millénaire pour le Développement : « *En 1983, la moitié des enfants hospitalisés dans les services de pédiatrie des trois hôpitaux de Libreville était atteinte de malnutrition sévère. La prévalence a été déterminée à 2,39% alors que la prévalence générale en pédiatrie (consultations et hospitalisations) était de 5%*[14] ».

L'une des mesures que les autorités politiques gabonaises postcoloniales ont prise pour réduire ces taux de mortalité et de morbidité est la vaccination des enfants. Ainsi, ont-elles mis en place le Programme Elargi de Vaccination (PEV) dans les années 1980.

3.9. Une couverture vaccinale très faible

Malgré la mise en place de ce Programme, la couverture vaccinale reste encore faible[15] au Gabon comme le montrent ces données statistiques de l'EDS précitée : 17% seulement des enfants de 12-23 mois ont reçu toutes les doses des vaccins du Programme Elargi de Vaccination contre 4% qui n'ont reçu aucun vaccin. La majorité des enfants ne sont que partiellement vaccinés. Mais cette

---

[13] La relation entre pauvreté et santé a été bien analysée par Y. Diallo dans son article intitulé, « pauvreté et maladie » in Y. Jaffré et J-P. Olivier de Sardan (éds), *Une médecine inhospitalière. Les difficiles relations entre soignants et soignés dans cinq capitales d'Afrique de l'Ouest,* Paris, Karthala, 2003, PP. 157-216.

[14] Objectifs du Millénaire pour le Développement, *Premier rapport national,* Libreville, décembre 2003, P.5.

[15] Les déterminants socioculturels et médicaux de la forte mortalité et morbidité ainsi que de la faible couverture vaccinale ne seront pas développés dans ce livre. Ils feront l'objet des travaux spécifiques ultérieurement.

couverture vaccinale n'est pas seulement faible, elle est aussi inégalement répartie car, il y a des villes et des régions du Gabon où les enfants sont mieux vaccinés que d'autres. La couverture vaccinale des enfants est meilleure à Libreville et à Port-Gentil (25%) que dans les autres villes (13%) et en milieu rural (7%). Dans les régions sanitaires du Nord (3%) et de l'Est (9%) très peu d'enfants sont vaccinés. Alors que dans celles de l'Ouest (14%) et du Sud (16%), ils le sont un peu plus.

Dès la mise en place du Programme Elargi de Vaccination, les agents vaccinateurs allaient dans les villages pour vacciner les enfants et les écoliers dans les établissements scolaires. Mais ces campagnes de vaccination massive ont complètement été abandonnées. Cet abandon pourrait expliquer en partie la faible couverture vaccinale des enfants au Gabon.

4. Ouverture du Centre Universitaire des Sciences de la Santé (CUSS) et du Certificat d'Etudes Spécialisées (CES) de pédiatrie

Pour former localement les pédiatres, les autorités politiques gabonaises postcoloniales ont créé le Centre Universitaire des Sciences de la Santé (CUSS) à Owendo et ont ouvert, par la suite, le Certificat d'Etudes Spécialisées (CES) de pédiatrie.

4.1. Au commencement était l'ouverture du CUSS

En 1975, les autorités politiques gabonaises postcoloniales ont mis en place le Centre Universitaire des Sciences de la Santé qui ne formait que les médecins généralistes. Les médecins spécialistes étaient toujours formés à l'étranger, comme le relèvent ces écrits du Ministre de l'Education nationale d'alors : « *Le personnel médical est formé au niveau du Centre Universitaire des Sciences de la Santé qui est un établissement du Ministère de l'Education nationale (...). L'effectif des étudiants qui y poursuivent leurs études se compose comme suit : 1ère année 53, 2ème année 28, 3ème année 17, 4ème année 9 et 5ème année 5. Soit un effectif total de 112 étudiants. A ce chiffre, il convient d'ajouter plus d'une centaine d'étudiants gabonais qui poursuivent leur formation dans les facultés de médecine à l'étranger, soit pour obtenir le doctorat de médecine générale, soit pour acquérir une spécialité médicale ou chirurgicale »*[1].

Mais il a fallu attendre 1983 pour que les autorités politiques engagent des discussions pour ouvrir localement le Certificat d'Etudes Spécialisées (CES) en pédiatrie, afin de limiter les coûts financiers générés par l'expatriation. En 1984, ce CES fut donc mis en place et le département de pédiatrie créé. La durée de la spécialisation était fixée à quatre ans. La première année était consacrée aux enseignements théoriques au Gabon alors que les 2e et 3e années étaient réservées aux stages pratiques dans les structures de soins en France. La quatrième année (faite au Gabon) était consacrée à la rédaction d'un mémoire sur les problèmes sanitaires ou sur les maladies infantiles observées au Gabon. Après la durée de leur formation, les futurs spécialistes des maladies infantiles obtenaient leur CES de pédiatrie et étaient affectés dans les différents services de pédiatrie dans les hôpitaux.

Le recrutement à la spécialisation se faisait volontairement. Il n'y avait pas de probatoire. Mais de nos jours il a été institué le probatoire et la durée de la formation s'est allongée avec l'instauration des sous-spécialités de la pédiatrie. Après l'obtention du CES de pédiatrie, le pédiatre peut encore, s'il le souhaite, préparer un diplôme d'études spécialisées complémentaires (DESC) en psychiatrie de l'enfant et de l'adolescent, en foetopathologie ou en médecine d'urgence, par exemple. La durée de la formation varie entre 2 et 3 ans.

Le programme de formation était le suivant : la première année comprenait six enseignements. Le premier, *Croissance et développement,* était centré sur le développement staturo-pondéral normal et pathologique de

---

[1] Archives Nationales du Gabon, *Politique sanitaire et sociale du Gouvernement,* 1975, P. 16.

l'enfant (croissance et puberté normales), le développement psychomoteur et psychoaffectif, la pharmacologie et la posologie des médicaments chez l'enfant.

Le second cours, *Nouveau-né et nourrisson,* regroupait des enseignements sur l'examen du nouveau-né, la prématurité et le retard de croissance intra-utérine, les infections néonatales (foetopathies, infections bactériennes et virales), les détresses respiratoires du nouveau-né, les ictères et les hémorragies.

Le troisième enseignement, *Urgence chez le nouveau-né et l'enfant,* dispensait l'arrêt cardiorespiratoire, les urgences neurologiques, la déshydratation aiguë et les intoxications.

Le quatrième enseignement consacré à la *Nutrition* était axé sur l'alimentation de l'enfant normal, les besoins physiologiques, l'alimentation adaptée au pays, l'allaitement maternel et la malnutrition (prévention et tableau clinique).

Le cinquième cours, *Neurologie,* était orienté vers les convulsions et les encéphalopathies chroniques.

Le sixième enseignement enfin, intitulé *Pathologie digestif,* était basé sur les diarrhées aiguës, chroniques et les vomissements.

La deuxième année était constituée de quatre enseignements : le premier, *Maladies infectieuses et parasitaires,* était centré sur le paludisme et sa prévention, la poliomyélite antérieure aiguë, la staphylococcie pleuro-pulmonaire, les salmonelloses et la typhoïde, la rougeole, la tuberculose, les mécanismes de défense chez l'enfant et les méningites.

Le second enseignement, *Pneunologie,* était orienté vers les bronchopathies aiguës, les pneumonies aiguës et les abcès du poumon et l'asthme.

Baptisé *Néphrologie,* le troisième cours portait sur les glomérulonéphrites aiguës, le syndrome néphrotique[2] et les infections urinaires.

Le quatrième enseignement consacré aux *divers* était axé sur les urgences ORL et les maladies métaboliques.

La troisième année comportait cinq matières : la première, *Endocrinologie,* était centrée sur la pathologie surrénalienne et thyroïdienne, les anomalies au développement des organes génitaux et le diabète.

La deuxième, *Chirurgie infantile,* contenait des cours sur les urgences chirurgicales néonatales, les urgences abdominales chez l'enfant, les ostéoarthrites et l'orthopédie infantile.

La troisième matière, C*ardiologie,* était axée sur la défaillance cardiaque aiguë et la conduite à tenir selon les âges, les cardiopathies congénitales, les complications cardiaques du rhumatisme articulaire aigu.

Le quatrième, *hématologie,* était basé sur les hémoglobinopathies et enzymopathies intra-crythrocytaires, la drépanocytose, la transfusion sanguine chez le nouveau-né et l'enfant (accidents et indications), les anémies et les thrombopémies, les leucémies et les lymphomes.

La cinquième matière, *Pédiatrie sociale,* était orientée vers l'organisation de la surveillance de l'enfant au Gabon, la prévention en pédiatrie, les structures sanitaires de l'enfant et les vaccinations.

La quatrième année enfin, était consacrée aux stages de six mois en milieu hospitalier. Ces stages consistaient à faire des consultations externes et internes des enfants. Pendant les consultations externes, les futurs pédiatres apprenaient à rédiger les observations pédiatriques, à surveiller la courbe de croissance des enfants, à réunir les

---

[2] Syndrome du rein. La néphrologie, c'est la spécialité médicale qui étudie les reins et le traitement des maladies rénales.

éléments du diagnostic et à le poser, à donner des indications thérapeutiques (rédaction des ordonnances), à pratiquer des actes chirurgicaux élémentaires (structure, pansements des plaies, etc.). Et lors des consultations internes, ils faisaient des observations cliniques sur les enfants hospitalisés sous la supervision de leurs encadreurs de stage. Ils prescrivaient des examens et des traitements aux malades.

Tableau récapitulatif des unités d'enseignement par niveau

Niveau d'étude	1e année	2e année	3e année	4e année
Unités d'enseignements	Croissance et développement	Maladies infectieuses et parasitaires	Endocrinologie	Stages
	Nouveau-né et nourrisson	Pneunologie	Chirurgie infantile	
	Urgence chez le nouveau-né et l'enfant	Néphrologie	Cardiologie	
	Nutrition	Divers	Hématologie	
	Neurologie		Pédiatrie sociale	
	Pathologie digestif			

On constate que c'était un programme théorique, technique, pratique et adapté aux pathologies infantiles locales. Mais nous notons l'absence des enseignements de santé publique et de sciences sociales et humaines telles que la sociologie et l'anthropologie de la santé qui pouvaient éclairer ces spécialistes sur l'environnement socioculturel dans lequel vivent les enfants. Cet environnement socioculturel a des incidences sur leur santé.

Cette offre de formation a été simplifiée et concentrée beaucoup plus, ces dernières années, sur la biologie du développement, la pathologie périnatale, les modules de pédiatrie spécialisée et les stages qui se font dans les services agréés et dont la liste est actualisée chaque année.

Ces enseignements théoriques sont sanctionnés par une évaluation qui comporte des contrôles continus sur les enseignements dispensés et un examen de fin d'année. L'examen de fin d'année porte sur les cours théoriques (50%), le contrôle continu des connaissances (25%), la note de stage (25%). Pour passer d'une année à une autre, chaque candidat doit obtenir une note moyenne de 10/20. Toute note inférieure ou égale à 6 est considérée comme note éliminatoire. La rédaction d'un mémoire de stage est exigée par les responsables de stage, avant la fin de la 4e année.

Pour obtenir le CES, il faut donc que les candidats aient passé les contrôles continus, l'examen final, l'examen pratique sur le malade ; aient soutenu leur mémoire et obtenu une note globale supérieure ou égale à 12/20.

Mais faisons observer que les spécialisations en pédiatrie après l'ouverture du CES se sont faites par des motivations individualisées contrairement à celles des premières promotions formées dans les années 60-70.

4.2. Les motivations à se spécialiser en pédiatrie

Les motivations qui ont poussé certains médecins à se spécialiser en pédiatrie sont plurielles et varient d'un pédiatre à un autre.

Certains pédiatres ont choisi de se spécialiser en pédiatrie par amour envers les enfants, comme en témoigne ce pédiatre : « *Lorsque j'ai passé mon stage en tant qu'interne en 1980 au service de pédiatrie de l'Hôpital général de Libreville, j'étais frappé par la forte mortalité qui y sévissait. Beaucoup d'enfants mouraient avant l'âge de 5 ans. En voyant cela, j'ai donc décidé de me spécialiser en pédiatrie. C'est l'amour des enfants qui a conduit vers la pédiatrie »*. Ce sentiment est partagé par un autre pédiatre qui explique : « *La pédiatrie est la branche de la médecine qui traite les maladies des enfants. Mais un penseur disait que voir un enfant mourir c'est voir un soldat tomber dans un champ de bataille sans armes. Les bébés et les enfants payent souvent les frais des politiques de nos pays qui ne s'occupent pas sérieusement d'eux »*.

La dernière phrase de ce spécialiste est une critique des politiques des Etats africains. Ces politiques ne prennent pas suffisamment en charge la santé des enfants.

D'autres se sont orientés sous l'influence d'une tierce personne, ainsi qu'illustrent ces propos : « *Le choix pour moi de la médecine est lié au contexte familial. Mon père, lui, était médecin. C'est lui qui m'avait influencé à faire la médecine et à me spécialiser après en pédiatrie. Ma spécialisation en pédiatrie a donc été la réalisation du vœu de mon père »*. Ce praticien a certainement bénéficié du soutien de son père, de son capital médical et des investissements consentis afin qu'il réussisse sa spécialisation. Ces propos éclairent « le rôle de l'entourage qui, dans la plupart des cas, aide de façon positive l'étudiant à bien s'organiser et à faire le choix le plus approprié à son projet, et tente de décourager les écarts de conduite qui peuvent nuire à la réussite de ce projet », comme l'a montré O. Hall[3].

Si les enfants issus des parents médecins peuvent bénéficier d'une socialisation médicale, ceux d'origine profane ou éloignée du monde médical ne réussiront que grâce à leurs efforts personnels, comme le témoignent ces déclarations : « *Je n'ai pas été influencé par mes parents, car ils n'étaient pas du monde médical. Ils étaient des agriculteurs. J'ai plutôt été influencé par mes professeurs. Je*

[3] O. Hall, « Les étapes d'une carrière médicale » in C. Herzlich (éd.), *Médecine, maladie et société,* Paris, Mouton, 1970, P. 209.

citerai le cas de mon professeur de pédiatrie, qui est devenu membre de l'académie de Moscou, qui me disait que la pédiatrie est le miroir de la médecine dans un pays. C'est donc à cause de lui que je me suis spécialisé en pédiatrie ».

Un évènement malheureux (décès) a également été à l'origine des spécialisations en pédiatrie : « *Quand j'étais en classe de seconde, un de mes neveux était hospitalisé en pédiatrie au CHL, service dans lequel je travaille aujourd'hui. Il souffrait beaucoup et à l'époque, les médecins le négligeaient. Mais quand j'étais allé lui rendre visite un matin, on a annoncé à l'entrée de l'hôpital qu'il était décédé dans la nuit. Alors je me suis mis à pleurer. Son décès m'avait fait de la peine. C'est ainsi que j'avais décidé de devenir un jour un médecin pour soigner les enfants. Donc c'est le décès de mon neveu qui m'a conduit à la pédiatrie* ».

Cet épisode malheureux décrit « *une profession à laquelle est assignée, sur un mode déclaratif, une fonction sociale fortement empreinte d'une éthique d'aide, dont l'histoire familiale et les conditions sociales qui l'entourent seraient révélateur* », comme l'a montré I. Gobatto[4].

Le stage passé en milieu hospitalier a marqué certains médecins qui ont fini par se spécialiser en pédiatrie : « *C'est plutôt lorsque j'avais effectué mon stage interne, quand je préparais mon doctorat de médecine, au service de néonatalogie au CHL que j'ai eu le déclic. Je m'étais rendu compte que j'étais disposé à assurer les fonctions de pédiatre, c'est-à-dire soigner les enfants. C'est ainsi que j'avais décidé de me spécialiser après en pédiatrie* ».

---

[4] I. Gobatto, *Etre médecin au Burkina Faso. Dissection sociologique d'une transplantation professionnelle,* Paris, L'Harmattan, 1999, P. 47.

D'autres ont choisi la pédiatrie malgré eux. Cet avenir non désiré résulte de leur hésitation à choisir entre les différentes spécialités médicales qui s'offraient à eux : « *Au début, j'avais voulu faire hématologie mais lorsque je me suis rendu sur place, j'ai finalement choisi la pédiatrie* ». Ou encore : « *Au début, je voulais devenir gynécologue. Mais c'est le hasard qui a fait en sorte que je devienne pédiatre. Heureusement que je pratique bien cette spécialité* ».

Enfin, certains se sont spécialisés en pédiatrie pour gérer les programmes de santé en faveur des enfants : « *Lorsque je me suis spécialisé en pédiatrie, j'étais tenté par la gestion des programmes que les institutions internationales mettent en place au Gabon pour améliorer la santé des enfants. J'avais constaté que ce sont généralement les pédiatres qui sont nommés responsables de ces programmes* ». Ces propos montrent que ce spécialiste a choisi la pédiatrie par opportunisme.

En effet, le domaine de la santé maternelle et infantile est l'un des secteurs pour lesquels l'OMS et l'UNICEF investissent d'énormes moyens financiers dans des initiatives visant l'amélioration de la santé de la mère et de l'enfant. Les pédiatres sont généralement désignés à la tête de ces programmes. Nous pouvons citer le Programme Elargi de Vaccination qui visait à vacciner les enfants de moins d'un an contre la tuberculose, la diphtérie, le tétanos, la coqueluche, la poliomyélite et la rougeole ; le Programme de Lutte Contre les Maladies Diarrhéiques et le Programme Maternité Sans Risque.

Ces médecins qui se sont spécialisés en pédiatrie, motivés par une pluralité de facteurs, sont revenus sur le vécu de leur formation et les difficultés rencontrées.

4.3. Le vécu de la formation

Les pédiatres interrogés sont globalement satisfaits de la formation reçue, car elle couvre tous les aspects de la santé de l'enfant et s'adapte aux réalités pathologiques du Gabon. Mais ils ont énuméré un certain nombre de difficultés qu'ils ont rencontrées durant cette formation :

- L'absence d'une méthodologie de prise de notes. Les enseignants dispensent les cours magistraux et les étudiants sont déboussolés pour prendre les notes : « *Il n y a pas de méthodologie. Le prof vient et fait son cours. Il ne vous dit pas comment prendre les notes. Il n'y a pas d'organisation* ».
- Le manque de matériels techniques, d'équipements et de matériels didactiques : « *Les conditions d'apprentissage sont vraiment difficiles. Il y a des carences au niveau des laboratoires et des salles de cours. Elles ne sont pas sonorisées. Il manque de la documentation. La bibliothèque n'est pas équipée. Les conditions d'apprentissage de la médecine sont difficiles au Gabon. Les salles ne sont pas équipées correctement ; le manque de matériels nous a beaucoup pénalisés lorsque nous étions à l'Université des Sciences de la Santé. Mais nos profs aussi ne nous ont pas rendu la tâche facile* ».

  Ces déclarations sont renchéries par celles-ci : « *On est au Gabon, vous-mêmes vous connaissez la réalité. On a un manque considérable de matériels. Les profs font le maximum, mais il ne faut pas oublier que la médecine c'est la pratique. Donc sans matériels on ne peut pas bien apprendre. Comment peut-on réussir en médecine si les étudiants en médecine n'ont jamais vu un microbe ou des bactéries ? Si je n'avais pas la passion de la médecine, j'aurai arrêté ma formation parce que les conditions d'apprentissage sont exécrables à l'USS, sincère-*

ment, l'Etat doit revoir tout dans cette faculté parce qu'elle ne favorise pas l'émergence de l'apprentissage de la médecine ».

- Le comportement des médecins en milieu hospitalier qui refusent d'encadrer les stagiaires dans leurs services : « *Certains médecins refusent de nous accueillir et de nous encadrer lorsqu'on nous met en stage. C'est vraiment difficile. Nous sommes abandonnés à nous-mêmes ».*
- Les occupations des enseignants qui les empêchent de dispenser normalement leurs cours et de terminer leurs programmes : « *Nos enseignants sont très occupés. Ils ont des responsabilités ailleurs. Ils passent leur temps dans les cliniques pour arrondir leurs fins du mois. Ainsi, ils ne viennent pas régulièrement dispenser leurs cours. Ils ne terminent pas toujours leur programme. C'est vraiment un problème dans notre formation. Peut-être qu'il va falloir décharger les enseignants des autres responsabilités, par exemple politiques, afin qu'ils se concentrent pleinement à leur carrière ».*
- La sélectivité et les contraintes du concours. Les candidats inscrits au CES de pédiatrie sont recrutés par voie de concours qui est ouvert aux docteurs en médecine. Mais pour se présenter, le candidat doit fournir un dossier comportant les éléments suivants :
  - Un diplôme de doctorat en médecine ;
  - Une autorisation du Ministère de la santé après avoir servi au moins pendant deux ans ;
  - Un curriculum vitae ;
  - Une demande manuscrite d'inscription au concours ;
  - Un document attestant la validation du probatoire.
- L'ouverture des sous-spécialités et l'insuffisance des enseignants : « *Nous voulons qu'on ouvre d'autres*

sous-spécialités de la pédiatrie comme ça, après la formation générale, nous pouvons nous spécialiser dans un domaine spécifique. Or, il nous manque des sous-spécialités de la pédiatrie. Cela fait qu'on ne nous forme que pour devenir des pédiatres généralistes ».

– L'absence des projets pédagogiques clairement formulés. De l'avis des spécialistes rencontrés, les enseignants ne leur donnent pas les objectifs généraux et spécifiques de leurs enseignements. Ils ne font que les gaver de cours. Or, enseigner, c'est pourvoir, en plus de la bonne tenue devant les étudiants et la maîtrise des savoirs, répondre à des questions essentielles : Que vais-je enseigner ? Pourquoi ? Comment ? Avec quels outils ?

Dans la logique de ces questionnements, D. Maingari a montré qu'« *à y regarder de très près, on est assez étonné de la méconnaissance par la majeure partie des enseignants de ce qu'est un objectif pédagogique. Plus intéressés par la diffusion d'un style universitaire des savoirs qu'ils ont eux-mêmes patiemment intégrés dans leurs cursus et qu'ils s'efforcent de reprendre devant les étudiants, les enseignants se soucient peu de la manière dont les étudiants reçoivent leurs enseignement* »[5].

Nous, nous ajoutons que les enseignants devaient se faire évaluer de façon anonyme par les étudiants comme cela est d'usage dans le monde anglo-saxon. Cela leur permettrait de connaître leurs faiblesses dans la transmission de leurs connaissances et de pouvoir s'améliorer.

---

[5] D. Maingari, *Formation et professionnalisation des enseignants au Cameroun,* Paris, L'Harmattan, 2004, P. 85.

4.4. L'Etat, le grand coupable des difficultés de formation rencontrées par les pédiatres

Pour les pédiatres, le grand responsable des difficultés qu'ils rencontrent durant leur formation est l'Etat. Ce dernier est accusé de sacrifier leur formation, ne pas prendre en compte leurs revendications pour améliorer leurs conditions d'apprentissage : « *L'Etat est à l'origine de cet état de fait, car il ne prend pas en compte les doléances du personnel et des étudiants qui réclament de meilleures conditions d'apprentissage* ». En effet, « *il y a un manque de volonté politique, parce qu'un pays comme le nôtre ne devrait pas avoir ce genre de manquement dans un domaine aussi important comme celui de la formation des médecins* ».

Certes, il ya des difficultés, mais l'Etat gabonais fait de gros efforts pour améliorer les conditions d'apprentissage des étudiants et de travail des enseignants. L'amphithéâtre A de la Faculté de médecine a récemment été repeint, un écran de projection y a été installé, les chaises ont été augmentées en nombre ; à l'Université Omar Bongo, les salles de classes ont été réfectionnées, les tôles ont été remplacées, les grilles et climatisations ont été placées, les nouvelles salles de classes, les amphithéâtres et les bureaux préfabriqués des chefs de départements ont été montés. Les nouvelles universités spécialisées pour accroître l'offre de formation sont en construction. De même, les primes de recherche et d'incitation à la carrière d'enseignant et les bourses des étudiants sont régulièrement payées. Les laboratoires de recherche sont aussi financés même si on peut regretter la modicité des budgets alloués.

L'Etat gabonais a aussi permis la formation locale des pédiatres en ouvrant en 1984 le CES de pédiatrie. Après leur formation, les spécialistes sont affectés dans les différentes structures de soins pour exercer leur métier. Mais quelles sont les activités qu'ils exercent réellement ?

5. Les activités des pédiatres et les obstacles à leur professionnalisation

Les activités que les pédiatres exercent dans les structures de soins sont multiples. Ces activités participent à l'apprentissage de leur métier et à l'acquisition de leur compétence professionnelle qui se heurte à un certain nombre d'obstacles.

5.1. La multiplicité des activités

Les activités qu'effectuent les pédiatres sont nombreuses. Nous avons identifié :

- Les consultations externes : elles consistent à recevoir les parents et leurs enfants malades. Après la prise des constantes (âge, poids, taille, température, nom, quartier de résidence) par les infirmières, ces dernières orientent le parent et son enfant chez le ou la pédiatre.
- La prescription des ordonnances et des examens biologiques : il s'agit des traitements que les pédiatres prescrivent aux enfants et des examens complémentaires à faire soit pour confirmer le diagnostic du médecin, soit pour rechercher la vraie cause de la maladie (radios, scanner, examen de sang, des urines, etc.). Une fois ces examens faits, les parents retournent montrer les résultats au médecin qui les

prescrit pour interprétation. La prescription des ordonnances et des examens complémentaires marque souvent la fin de la consultation.

– L'éducation des parents : Elle consiste à prodiguer des conseils d'hygiène, de nutrition et de puériculture aux parents. Les pédiatres leur apprennent les conduites à tenir en cas de maladies contagieuses, à nourrir et à prendre soin de leur enfant, la nécessité de le vacciner. L'éducation des parents porte aussi sur les risques d'accidents (ingestions diverses), sur la mort subite du nourrisson, sur le surmenage scolaire ou sur la dynamique psychogène de l'adolescent (faible activité), etc.
– La prévention : Il s'agit de prendre des mesures pour prémunir contre la survenue de certaines maladies. Elle passe par la vaccination et la sensibilisation des parents à dormir sous la moustiquaire par exemple, pour éviter de contracter le paludisme, de conduire leur enfant à l'hôpital dès les premiers signes de la maladie, etc.
– Le dépistage : C'est une action qui consiste à déceler les maladies latentes. Les pédiatres recherchent les anomalies métaboliques comme la phénylcétonurie (ou l'hypperolaninemie), l'hypothyroïdie congénitale qui commence à la naissance. L'intérêt de ce dépistage à la naissance est de déceler la maladie afin de bénéficier d'un traitement efficace soit par le régime alimentaire soit par l'effort de médicaments et éviter toute encéphalopathie (maladie affectant les centres nerveux contenus dans la boite crânienne) qui deviendrait définitive, des maladies sensorielles comme le strabolisme ou la surdité qui doit être pratiquée pour les enfants scolarisés.
– Les visites cliniques auprès des malades hospitalisés : Chaque matin, accompagnés des stagiaires et

des infirmières, les pédiatres visitent les enfants dans les chambres d'hospitalisation. Ces visites consistent à voir l'évolution de la maladie, à toucher les malades, à interroger le parent sur l'évolution de la santé de l'enfant, etc. S'ils constatent que l'état de santé s'est amélioré, ils décident de le sortir. Dans le cas échéant, ils prescrivent d'autres traitements au malade.

- La pesée et l'évaluation nutritionnelle des enfants : elle consiste à mesurer le poids, la taille et à questionner la mère sur les aliments qu'elle donne à son enfant. L'objectif de la pesée et de l'évaluation nutritionnelle est de mesurer la croissance de l'enfant, la qualité de son alimentation et sa santé.
- L'encadrement des pédiatres stagiaires et des infirmières : Il s'agit de recevoir les jeunes stagiaires et les élèves infirmières qui préparent leurs diplômes et de les encadrer en les guidant et en leur apprenant les règles du métier. Cette activité participe à la formation du personnel médical et paramédical.
- La recherche et l'enseignement sont aussi d'autres activités que les pédiatres exercent, car la médecine ne se limite pas seulement aux consultations et aux soins des malades. Elle est aussi une science, un corps de connaissances et de savoirs qui doit enseigner et transmettre aux générations futures, comme le remarquent bien G. Tchobroutsky et O. Wong : « *Les médecins les plus curieux scientifiquement qui ne trouvent pas assez de satisfactions intellectuelles dans les tâches de soins s'orientent souvent vers la recherche* »[1].

[1] G. Tchobroutsky et O. Wong, *Le métier de médecin,* Paris, PUF, 1993, P ; 36.

Il ressort de cette présentation que les pédiatres gabonais exercent une multiplicité d'activités. Leurs activités ne se réduisent pas aux consultations ou à prendre la décision d'hospitaliser un enfant. Concernant la consultation, pour qu'un enfant soit reçu, il faut qu'il apporte son carnet de santé et son thermomètre.

5.2. Carnet de santé et thermomètre comme éléments conditionnant la réception des enfants en consultation

Le carnet de santé et le thermomètre sont deux éléments qui conditionnent la réception des enfants dans les consultations comme l'attestent ces déclarations d'un pédiatre : « *Avant toute consultation, on vérifie d'abord si l'enfant a son carnet de santé et son thermomètre. S'il ne les a pas, on ne le consulte pas ou alors, on demande à sa mère de les acheter. Le carnet de santé est vendu à 1000 FCFA et le thermomètre à 500 FCFA* ». Apporter le carnet de santé et le thermomètre est une recommandation et une exigence que les mères sont tenues de respecter. Pour les sensibiliser, le personnel soignant a collé les instructions suivantes sur les murs des salles d'attentes :

Pour toutes consultations prévoir :

- Thermomètre,
- Carnet de santé.

Merci !

Les enfants qui se présentent en consultation sans ces deux éléments sont effectivement refoulés et leurs mères sont blâmées et reprochées ainsi qu'en témoignent ces propos : « *Si tu n'apportes pas de thermomètre ni de carnet de santé à ton enfant, les infirmières et les médecins te blâment et te reprochent. Ils t'exigent de les acheter. Mais si tu ne les achètes pas, ils te refoulent avec ton enfant. Si tu veux par exemple, emprunter le thermomètre de l'enfant de ta copine, ils te disent que le thermomètre est individuel ».*

Le carnet de santé et le thermomètre sont des éléments d'individualisation des enfants que les pédiatres comparent à des pièces d'identité : « *Le carnet de santé est comme une pièce d'identité de l'enfant car il donne des informations sur son état général. Il permet un suivi permanent de l'enfant, à la fois, durant la gestation et le déroulement de l'accouchement et de ses suites. Mais il permet aussi de connaître l'état du nouveau-né. Il doit être bien gardé par les parents, quel que soit l'endroit ou le pays où ils iront, ils doivent l'apporter ».*

Comparé à une pièce d'identité, le carnet de santé de l'enfant joue le rôle d'identifiant. C'est « un document attaché à la personne, dont la fonction est de prouver que celui qui le possède est bien celui qu'il prétend être »[2]. L'idée « du carnet de santé pour chaque enfant est lancée en France avant le conflit franco-prussien : il procède de l'idée d'une indispensable coopération entre le médecin et la famille, dans le contexte d'une forte mortalité infantile et de la volonté affichée par les médecins de jouer un rôle dans la sphère privée et publique »[3]. L'inventeur du carnet de santé de l'enfant en France est le docteur Fonssagrives. L'idée était d'instaurer un carnet de santé pour chaque enfant que les mères devraient y inscrire leurs observations afin de rendre compte de l'évolution de leur état de santé. Cette initiative ne s'est pas limitée en France. Elle s'est répandue dans le monde jusqu'en Afrique et particulièrement au Gabon.

---

[2] J-C. Kaufman, *L'invention de soi. Une théorie de l'identité,* Paris, Armand Colin, 2004, P. 20

[3] C. Rollet, *Les carnets de santé des enfants*, Paris, La Dispute, 2008, P. 138.

Mais certaines mères gabonaises utilisent souvent le thermomètre et le carnet de santé collectivement pour protester contre cette individualisation. Elles utilisent parfois un même carnet de santé pour deux enfants, comme l'ont noté les pédiatres : « *Lorsque nous feuilletons les carnets de santé des enfants que les mères nous apportent, nous sommes surpris de constater que dans les premières pages, elles portent des données médicales de leur premier enfant alors que dans les pages suivantes, elles inscrivent les informations des autres enfants. Or nous leur demandons d'utiliser un carnet de santé par enfant. Mais certaines mères ne comprennent pas. Elles nous agacent* ». Certaines viennent aussi en consultation avec le cahier ordinaire alors que le personnel soignant leur exige d'utiliser le carnet de santé de l'enfant instauré par le Ministère de la santé. Ces comportements remettent en cause l'autorité ministérielle et les recommandations médicales. Les mères expriment ainsi leur liberté à l'égard du ministère et de l'institution médicale.

Cette attitude qui consiste à utiliser un même carnet de santé pour plusieurs enfants était également observée chez les mères françaises au XIXème. Ces dernières « remplissaient certains carnets de santé pour plusieurs enfants. C'est le cas d'un carnet dont les pages sont remplies pour un petit Paul né en 1900. Pendant les premières semaines, la mère suit presque quotidiennement la santé de son bébé, qu'une nourrice vient allaiter à domicile, de la cinquième à la vingt et unième semaine. La courbe de poids est tracée : c'est là qu'apparaissent le frère et la sœur de Paul, Alice née en novembre 1901 et Maxime né en juillet 1904. La mère a tracé les trois courbes de poids sur le même graphique : on voit que l'aîné grossit vite que les suivants »[4] .

[4] *Ibidem,* P. 145.

Le carnet de santé a donc une double importance. Premièrement, il permet de suivre l'évolution sanitaire de l'enfant depuis sa naissance car il y contient des informations sur son poids, les traitements reçus, les vaccinations et les conditions de l'accouchement. Deuxièmement, il sert de liaison entre les parents et le personnel soignant. Toutefois, comment les mères et le personnel médical le perçoivent-ils ? Et en quelle année ont été instaurés le carnet de santé de l'enfant et le thermomètre dans les consultations pédiatriques au Gabon ?

5.3. Perceptions du carnet de santé et du thermomètre par les mères et par le personnel médical

Le carnet de santé de l'enfant est différemment perçu par les mères et par les médecins. Pour certaines mères, le carnet de santé est un document qui a peu d'importance, car il n'est pas souvent demandé dans les consultations privées. Les médecins se contentent seulement de noter leurs observations dans les fiches, ensuite, ils prescrivent leurs ordonnances, comme en témoignent ces déclarations d'une mère : « *Dans les cliniques, certains médecins ne demandent même pas les carnets de santé. Ils se contentent d'écrire sur les fiches et de prescrire leurs ordonnances. Lorsque c'est ainsi, on ne voit plus son utilité. Nous, on ne peut pas leur exiger d'écrire à tout prix dans les carnets de santé. On se conforme à ce qu'ils font et après, on oublie parfois qu'il faut toujours l'avoir sur soi surtout quand on se déplace avec l'enfant parce qu'il peut tomber malade à tout moment* ». L'analphabétisme de certains parents explique quelquefois leur manque de considération pour ce document, car ils sont incapables de lire les informations qui y sont consignées : « *Il y a parmi les parents, ceux qui ne comprennent pas bien le français et qui ne savent pas lire. Alors, lorsqu'ils veulent com-*

prendre les recommandations du médecin consignées dans le carnet de santé, ils sont obligés de recourir à une tierce personne pour qu'elle les leur explique. C'est tout cela qui pose problème ».

Certaines mères pensent également que le carnet de santé est inutile lorsque l'enfant grandit : « *Lorsque l'enfant grandi, cela n'a plus d'importance, il peut décider d'avoir n'importe quel cahier qui fait office de carnet de santé sans que cela ne cause problème. C'est d'ailleurs le cas pour nous les adultes, sauf pour les femmes enceintes quand elles sont enceintes parce qu'il y a un carnet spécial qui est obligatoire jusqu'à l'accouchement ».*

D'autres ont reconnu que c'est un document vital, car il met en jeu la vie de l'enfant : « *Lorsque tu oublies d'apporter le carnet de santé de ton enfant en consultation, tu es obligé de repartir le chercher, car les infirmières et les médecins ne reçoivent pas les enfants sans carnet de santé. Cela est normal pour le bien de l'enfant parce que c'est sa vie qui est en jeu ».*

Mais pour les médecins interrogés, le carnet de santé peut faciliter la consultation et le suivi de la santé de l'enfant : « *Nous considérons le carnet de santé comme un élément qui facilite la consultation et un moyen de bien suivre l'évolution de la santé de l'enfant de la naissance jusqu'à l'adolescence. En effet, la détention d'un carnet de santé par l'enfant évite que la consultation soit longue. Il suffit de se référer aux données contenues dans le carnet de santé pour connaître de quoi souffre l'enfant et de lui prescrire un traitement correspondant. L'absence de carnet de santé lors d'une consultation handicape aussi bien le personnel soignant que le malade. Si la mère qui accompagne son enfant en consultation n'arrive pas à expliquer sa maladie, on peut recourir à son carnet pour voir ses antécédents. Pour que le médecin consultant traite l'urgence, il est obligé de recourir au carnet de santé de l'enfant* ».

Le carnet de santé peut aussi orienter les autres médecins : « *Le carnet de santé peut aussi être considéré comme un guide qui va orienter les autres médecins qui vont consulter l'enfant et qui chercheront à savoir son état de santé antérieur, les différentes maladies dont il souffrait et les traitements qu'on lui prescrivait. Le carnet de santé est le premier document que tout médecin demande lorsqu'il est en face d'un nouveau malade* ».

Il peut également aider les médecins à se souvenir des diagnostics et des traitements antérieurs, ce afin d'avoir une idée des pathologies développées par l'enfant : « *Si l'on est face à une maladie qui malgré le traitement ne guérit pas, cela nous interpelle et nous amène à approfondir les recherches au travers d'autres examens. Et le carnet de santé peut utilement nous aider* ».

Le carnet de santé permet aussi de vérifier si les parents ont acheté à leur enfant les médicaments prescrits par les médecins : « *Une fois qu'un traitement est prescrit, il est possible de savoir si les parents se sont procurés tous les médicaments à partir du cachet de la pharmacie qui est apposé sur le carnet de santé de l'enfant* ».

Certains pédiatres ont fait observer que lorsqu'un traitement n'est pas pris entièrement et correctement, cela provoque des récidives. Et donc l'ordonnance inscrite sur le carnet de santé est un indicateur qui certifie que les parents ont eu en possession tous les médicaments, au cas où ils étaient interpelés.

Enfin, le carnet de santé peut condamner ou protéger les médecins : « *Il est possible de faire la prison si jamais un diagnostic et un traitement ont été mal posés, au cas où un parent décide de porter l'affaire en justice. Il peut donc se servir du carnet de santé comme preuve. On est tenu par l'obligation de noter dans le carnet de santé tout ce que nous avons diagnostiqué lors de la consultation et de reconnaître quelquefois ses limites en référant le patient à un autre médecin lorsque la maladie ne relève pas de tes compétences au lieu de prescrire ce qu'il ne faut pas dans le carnet de santé et de finir par commettre une erreur qui peut être fatale pour l'un comme pour l'autre ».*

Concernant les perceptions du thermomètre, deux tendances se dégagent chez les mères interrogées : celles qui pensent que c'est un instrument utile, car il permet de prélever la température de l'enfant, savoir si sa fièvre est forte ou pas et le conduire rapidement en consultation médicale. Et d'autres qui voient en lui un instrument fragile, qui se casse facilement mais qui ne soigne pas l'enfant. Et pour le personnel médical, il soutient mordicus que c'est un instrument très utile car il oriente le spécialiste.

En tout d'état de cause, l'instauration du carnet de santé et du thermomètre dans les consultations pédiatriques est récente au Gabon.

5.4. Instauration du carnet de santé et du thermomètre dans les consultations pédiatriques au Gabon

Le carnet de santé de l'enfant a été instauré dans les consultations pédiatriques en 1967 afin de mieux conserver les données biomédicales des enfants et de surveiller l'évolution de leur état de santé.

C'est un carnet de couleur jaune que l'on donne aux bébés sans distinction de sexe. La page de couverture est représentée par l'emblème de la République Gabonaise, la maternité allaitante et contient l'identité de l'enfant (nom et prénom), le numéro qui indique l'ordre de naissances et le nom de la formation sanitaire où a lieu l'accouchement. Au verso de la page de couverture sont consignés les conseils prodigués aux parents sur l'importance du carnet de santé de l'enfant, de conduire régulièrement leurs enfants dans les PMI pour les vacciner, à l'hôpital et au dispensaire en cas de maladie.

Le carnet de santé de l'enfant est un document de 48 pages. La première page présente les conseils d'alimentation pour nourrissons et jeunes enfants. Ces conseils présentent les vertus du lait maternel : « *Le lait maternel est toujours le meilleur pour le bébé. Au moment du sevrage, le bébé ne doit pas recevoir la même alimentation que celle de l'adulte.*

Il faut l'habituer peu à peu à manger :

- *des bouillies lactées ;*
- *des purées de légumes finement écrasés ;*
- *du poisson cuit bien écrasé ;*
- *de la viande hachée ;*
- *des œufs.*

Donner à boire :

- *de l'eau potable ;*
- *du lait ;*
- *des jus de fruits.*

Ne jamais donner à l'enfant d'alcool ni vin, ni bière.

L'alcool est mauvais pour sa santé et son développement ».

Ces conseils font la promotion du lait maternel, d'une alimentation variée et molle, de la consommation du l'eau potable, du lait et des jus pour le bébé. Ils proscrivent la consommation d'alcool. Mais ils ne sont pas toujours respectés par toutes les mères, car certaines donnent souvent de l'alcool à leur bébé pour l'endormir ou des aliments solides avant l'âge. Or, l'alimentation solide ne se donne qu'entre 2 et 3 ans comme le recommandent les nutritionnistes. Il y a certaines mères qui respectent cet âge. Ainsi M. Roger-Petitjean a montré que les mères Burkinabè donnaient progressivement les aliments solides à leurs enfants[5].

---

[5] M. Roger-Petitjean, *Soins et nutrition des enfants en milieu urbain africain*, Paris, L'Harmattan, 1999.

La deuxième page contient des conseils sur le paludisme et la vaccination de façon générale. Le paludisme est présenté comme une menace pour la santé de l'enfant. On conseille aux mères de lutter contre les moustiques et de donner régulièrement des antipaludiques à leurs enfants. La vaccination est présentée comme un moyen de prévention contre certaines maladies. On conseille alors aux familles de vacciner leur enfant et de ne pas oublier les vaccins de rappel. On leur conseille aussi de surveiller les selles de leur enfant et de les porter aux laboratoires.

La troisième page décrit l'identité de l'enfant (nom et prénom, date de naissance, lieu de naissance, rang de l'enfant, groupe sanguin) et celle des parents (mère et père).

La quatrième page donne des renseignements sur le lieu de l'accouchement (à domicile ou à la maternité), la période (à terme ou au 8ème mois de la grossesse), le poids et la taille de l'enfant et sur l'état de santé de l'enfant à la naissance.

Dans la cinquième page sont inscrites les informations sur la période prénatale et les antécédents familiaux de la mère, du père, des frères et des sœurs.

De la sixième à la onzième page, on indique les informations sur le calendrier vaccinal du Programme Elargi de Vaccination (BCG et polio à la naissance, diphtérie, tétanos, coqueluche et polio orale première administration à la 6ème semaine de vie, diphtérie, tétanos, coqueluche et polio orale deuxième administration à la 10ème semaine de vie ; diphtérie, tétanos, coqueluche et polio orale troisième administration à la 14ème semaine puis rappel le 1er mois après ; rougeole au 9ème mois et fièvre jaune à 123 mois, puis rappel tous les 10 ans) et les autres vaccins à faire pour l'enfant dont la liste n'est pas limitée.

On y trouve aussi un tableau qui décrit le vaccin reçu en indiquant la date, la nature du vaccin, la dose, le nom et la signature du vaccinateur. Au bas du tableau, est indiquée la date du rappel.

La douzième page contient les données sur les transfusions sanguines et les injections de sérums antitoxiques en indiquant la date, la nature, la dose et les observations dans un tableau.

De la treizième à la seizième page, on note les données concernant la croissance de l'enfant de 0 à 12 mois en indiquant dans un tableau la date, l'âge, le poids, la taille, et le type d'alimentation.

La dix-septième page fait le résumé de l'alimentation de l'enfant (sein, allaitement mixte, allaitement artificiel ou complémentaire) et l'état du sevrage.

La dix-huitième page consigne des observations particulières faites de 0 à 12 mois sur le développement psychomoteur de l'enfant à partir de certains réflexes à savoir : premier sourire, maintien de la tête, station assise, premières dents, station debout, fermeture fontanelle, premiers pas, premiers mots, premières phrases.

De la dix-neuvième à la vingt-troisième page, on inscrit les données sur la croissance de l'enfant de 1 à 6 ans en indiquant la date, le poids et la taille.

De la vingt-quatrième à la vingt-septième page, on trace les deux courbes d'évolution du poids du garçon et de la fille.

Et de la vingt-huitième à la quarante-cinquième page sont notés les renseignements sur la surveillance médicale de l'enfant de 1 à 6 ans en indiquant les maladies, les accidents et les hospitalisations qu'il a subis et les traitements qu'il a reçus.

La quarante-sixième page consigne les observations diverses alors que la quarante septième page présente les différentes maladies qui peuvent affecter l'enfant (coqueluche, oreillons, rougeole, rubéole, varicelle, poliomyélite, typhoïde et paratyphoïde, autres maladies et drépanocytose).

La quarante-huitième page enfin traite de la notion de ration en indiquant que chaque âge à ses besoins (l'enfant, l'adolescent, la femme enceinte et le vieillard).

Toutes ces données que nous venons de présenter ne pouvaient pas être contenues dans la fiche médicale instaurée par la médecine coloniale. Le carnet de santé de l'enfant est donc un véritable document de conservation des données biomédicales, de contrôle et de surveillance de l'évolution de la santé de l'enfant.

Un autre dispositif de surveillance est le thermomètre dont l'utilisation individuelle a été instaurée dans les consultations pédiatriques en 1980 pour éviter les transmissions des maladies d'un enfant à un autre. Malgré cette décision, certaines mères utilisent un même thermomètre pour plusieurs enfants.

Mais le carnet de santé et le thermomètre sont souvent des sources de tensions entre personnel médical et les mères d'enfants lors des consultations.

5.5. Carnet de santé et thermomètre comme sources de tensions entre mères et personnels soignants

Le carnet de santé et le thermomètre font l'objet des tensions lors des consultations entre le personnel soignant et les parents, surtout lorsque ces derniers oublient de les apporter, ainsi que l'attestent ces déclarations d'une mère : « *Si tu n'apportes pas le thermomètre et le carnet de santé de l'enfant en consultation, les médecins te reprochent. Ils t'exigent de les l'acheter. Mais si tu ne les achètes pas, ils te refoulent. Mais nous nous chamaillons avec eux tout le temps à cause de ça. On peut soigner l'enfant même s'il n'a pas le thermomètre ou le carnet de santé. C'est la maladie qu'il faut soigner et la maladie est dans le corps.*

Pourquoi chercher le carnet de santé ou le thermomètre ? Est-ce que ce sont ces objets qui souffrent ? Nous ne comprenons pas l'attitude des médecins et des infirmières ».

Seuls les enfants qui se présentent en consultation avec leur carnet de santé et leur thermomètre sont reçus et certains sont mêmes interrogés par les médecins pour qu'ils expliquent leur maladie. La parole de l'enfant en consultation est donc ici prise en compte.

5.6. La prise en compte de la parole de l'enfant en consultation : une nouveauté pour les médecins gabonais

Les pédiatres gabonais prennent la peine d'interroger certains enfants sur leur maladie. Ils disent être ravis lorsque les tout petits expliquent eux-mêmes leurs affections. Les interrogations suivantes que nous avons observées lors des consultations montrent bien que les pédiatres considèrent et prennent en compte la parole de l'enfant qui était niée par les médecins coloniaux :

Consultation n°1

Le médecin : Comment tu t'appelles ?

L'enfant : Je m'appelle Landry.

Le médecin : Quel âge as-tu ?

L'enfant : J'ai 10 ans.

Le médecin : De quoi souffres-tu ?

L'enfant : J'ai le palu.

Le médecin : Comment as-tu su que c'est le palu ?

L'enfant : J'ai commencé par avoir mal à la tête, puis je n'arrivais pas à manger et mon corps chauffait beaucoup.

Le médecin : Ta maladie a commencé quand ?

L'enfant regarde sa mère pour qu'elle donne la date exacte.

Le médecin : Qu'est-ce que tu prenais comme médicaments ?

L'enfant : Maman me donnait la nivaquine.

Le médecin se lève pour examiner l'enfant. Sa mère observe attentivement.

Consultation n°2

Le médecin : Bonjour.

L'enfant : Bonjour monsieur.

Le médecin : Comment tu t'appelles ?

L'enfant : Je m'appelle Roland.

Le médecin : De quoi souffres-tu ?

L'enfant : J'ai la diarrhée.

Le médecin : Elle a commencé quand ?

L'enfant : Depuis trois jours.

Le médecin : Pourquoi tu n'as pas demandé à ta mère de t'amener à l'hôpital ?

L'enfant : On me soignait à la maison.

Le médecin : Qu'est-ce qu'on te donnait ?

L'enfant : Les comprimés.

Le médecin : Peux-tu me dire les noms de ces comprimés ?

L'enfant : Je ne connais pas leurs noms.

Le médecin interroge la mère.

La mère : On lui donnait les Sels de Réhydratation Orale (SRO) et l'hydrosol.

Le médecin : Il a beaucoup maigri. Vous devez lui donner beaucoup d'eau.

Il rédige silencieusement l'ordonnance et la tend à la mère.

5.7. L'interrogatoire de la mère

La mère qui accompagne son enfant en consultation subit aussi un interrogatoire, comme en témoignent ces dialogues :

Consultation n° 1

(Centre Hospitalier de Libreville. Une jeune mère d'une vingtaine d'années ouvre la porte et entre avec son enfant qu'elle tient contre la poitrine):

Le médecin : Qu'est-ce que votre enfant a ?

La mère : L'enfant a la fièvre et la toux.

Le médecin : Qu'est-ce que vous lui donnez à la maison ?

La mère : La nivaquine.

Le médecin : Elle tousse beaucoup ? Elle respire beaucoup ?

La mère : Oui elle tousse beaucoup.

Le médecin : Depuis combien de temps, l'enfant est malade ?

La mère : Depuis une semaine.

Le médecin : L'enfant est-il vacciné ?

La mère : Non.

Le médecin se lève et touche l'enfant à la joue. Puis il s'assoit et rédige silencieusement l'ordonnance.

Le médecin : Allez-y acheter rapidement ces médicaments à la pharmacie.

La mère prend l'ordonnance et sort avec son enfant.

Le médecin : au suivant !

Consultation n°2

(Centre Hospitalier de Libreville. Une femme de 25 ans entre avec son petit garçon de 6 ans. L'enfant a du mal à marcher, il est fatigué. Elle prend place et met son enfant sur ses genoux) :

Le médecin : De quoi souffre votre enfant ?

La mère : L'enfant a la fièvre et la rougeole.

Le médecin se lève, se déplace, touche l'enfant, lui prend la tension, le fait coucher sur la table de consultation et le déshabille pour constater les signes de la maladie.

Le médecin : C'est vrai, il a la rougeole. Mais vous devez l'isoler des autres enfants afin qu'il ne leur transmette pas la maladie. Ah il n'y a pas de médicaments ici ! Mais comment faire ?

La mère reste silencieuse. Elle ne répond pas.

Le médecin s'assoit pour rédiger l'ordonnance.

La mère tourne la tête en signe de protestation. Elle ne veut pas que le médecin prescrive l'ordonnance à son enfant. Elle veut qu'il lui donne gratuitement les médicaments.

Le médecin : Tenez cette ordonnance et allez-y acheter les médicaments en pharmacie.

La mère récupère froidement le bout de papier et sort de la salle avec son enfant.

Le médecin : Dites à la personne suivante de rentrer.

Consultation n° 3

(Hôpital Régional de Mélen. Une mère d'une trentaine d'années entre avec son enfant) :

Le médecin : Bonjour madame.

La femme : Bonjour mon docteur.

Le médecin : Comment allez-vous ?

La femme : Ça va un peu.

Le médecin : Et l'autre peu ?

La femme sourit.

Le médecin : De quoi souffre votre enfant ?

La femme : L'enfant a la diarrhée.

Le médecin : Lui avez-vous pris la température le matin ?

La femme : Oui.

Le médecin : A combien était-elle ?

La femme : Elle était à 40.

Le médecin : Avec une température de 40°c, je ne peux qu'hospitaliser votre enfant. Vous êtes venue avec qui ?

La femme : Je suis venue seule.

Le médecin se lève, palpe l'enfant et constate que son corps chauffe.

Le médecin : Cela fait combien de temps que votre enfant fait la fièvre ?

La femme : Ça fait longtemps. Ça diminue, ça remonte.

Le médecin : Cela fait combien de temps qu'il a pris les médicaments contre la fièvre ?

La femme : Ça fait très longtemps.

Le médecin : Quel âge a-t-il ?

La femme : Il a 16 ans.

Le médecin : Vous habitez dans quel quartier ?

La femme : PK 13.

Le médecin : L'enfant a quand même mangé le matin ?

La femme : Oui vers 9 heures.

Le médecin note toutes ces informations dans le registre des consultations, puis rédige la décision d'hospitalisation et l'ordonnance ensuite envoie la femme chez l'infirmière major du service des hospitalisations.

Consultation n°4

(Hôpital pédiatrique d'Owendo. Une femme ouvre la porte et entre avec son enfant. Le médecin la reconnait pour l'avoir déjà reçue) :

Le médecin : Votre enfant fait encore le palu ?

La mère : Oui mon docteur.

Le médecin : Depuis quand fait-il le palu ?

La mère : Depuis hier.

Le médecin : L'enfant tousse encore ?

La mère : Il ne tousse plus, il n'a que la fièvre.

Le médecin : Fait-il aussi la diarrhée ?

La mère : Oui.

Le médecin : Quand il fait la fièvre, est-ce que vous prenez toujours la température ?

La mère : Oui.

Le médecin : Que faire ? Avez-vous un peu d'argent pour acheter les médicaments ?

La mère : Oui.

Le médecin lui tend les Sels de Réhydratation Orale et lui en explique comment les utiliser.

La mère : Je sais comment les utiliser mon docteur.

Le médecin : Votre enfant aime manger quoi ?

La mère : Les légumes.

Le médecin : Au marché, n'y a-t-il pas des œufs ?

La mère : Si.

Le médecin : Vous devez donner à votre enfant des œufs. Les œufs ne donnent pas la sorcellerie (rire !). Le lait que vous donnez là est insuffisant. Vous devez lui donner aussi autre chose.

L'enfant pleure. La mère se lève pour le bercer. Elle le tapote pour le calmer.

Le médecin rédige l'ordonnance et la tend à la mère. Il ouvre la boîte à comprimés et lui donne quatre comprimés de nivaquine.

La mère : Merci. (Elle prend les comprimés et sort).

Les quatre dialogues que nous venons de présenter montrent que la mère joue un rôle très actif dans la consultation. Elle est interrogée sur ce dont souffre son enfant, sur les symptômes de la maladie, sur les traitements qu'elle lui a administrés à la maison, sur la durée de la maladie, sur la prise de la température et sur l'alimentation de son enfant. Après avoir donné des explications au médecin, ce dernier termine son examen du malade par la rédaction de l'ordonnance qui marque la fin de la consultation.

L'ordonnance clôture la consultation, mais elle est aussi une source de tensions, de conflits entre pédiatre et mère, car elle l'oblige à dépenser alors qu'elle veut que le médecin donne gratuitement les médicaments à son enfant.

Mais les médicaments ne se donnent plus gratuitement dans les structures de soins publiques depuis que le Gabon a instauré la politique de recouvrement des coûts en 1987. Imposée par l'OMS aux pays africains, la politique de recouvrement des coûts visait à « revitaliser le système de soins de santé du secteur public en renforçant la gestion au niveau du district et en drainant une partie des ressources que la population elle-même consacre à la santé. Dans le cadre de cette initiative, la population accepte de payer un prix modique pour les soins ambulatoires et les médicaments dispensés dans les structures de santé et les pharmacies ». Le principe du recouvrement des coûts consiste à demander aux populations de payer les prestations sanitaires (sorte de ticket modérateur) afin de participer à la redynamisation des structures de soins qui dysfonctionnaient. C'est donc à partir de ces recommandations venant de l'OMS que les autorités gabonaises ont instauré les ordonnances, le paiement des consultations et les hospitalisations dans les établissements publics de soins.

Toutefois, l'instauration du recouvrement des coûts n'a pas produit des effets attendus car ces structures de soins sont toujours déliquescentes et « ne disposent plus d'aucun réactif pour procéder même aux examens les plus rudimentaires. Une prescription sera alors délivrée au patient qui devra s'adresser à un laboratoire privé, parfois tenue par un agent d'une structure publique. Ces structures disposent également très rarement de stocks de médicaments (...). Là encore, le patient se verra délivrer une ordonnance pour acheter les médicaments dont il a besoin pour son traitement, et devra parfois se procurer lui-même les ustensiles les plus élémentaires (alcool, seringue, matériel de perfusion, coton, etc. ».

Mais la mise en place au Gabon de la Caisse Nationale d'Assurance Maladie et de Garantie Sociale (CNAMGS) n'a pas aboli le principe des ordonnances. Elles sont désormais inscrites dans les fiches de soins dont seuls les malades immatriculés en bénéficient et les présentent dans les pharmacies agréées pour recevoir uniquement les médicaments pris en charge en payant le ticket modérateur. Ceux qui ne sont pas pris en charge sont payés par les malades eux-mêmes qui disent que les médecins leur prescrivent souvent la liste des médicaments non-pris en charge et que les pharmaciens leur cachent ceux pris en charge par l'Etat afin de percevoir l'argent des malades.

L'instauration du recouvrement des coûts a produit des effets négatifs, comme l'ont montrés P. Bourdelais et O. Faure[6] que toute innovation occasionne des modifications, des changements dans la société. L'ordonnance par exemple, occasionne des tensions entre pédiatres et familles, mais aussi empêche les familles démunies de conduire leurs enfants malades dans les structures de soins préférant les soigner à la maison à l'aide de l'automédication ou des traitements traditionnels ainsi qu'en témoignent ces propos : « *La dernière fois que mon enfant a fait la diarrhée, je l'ai soigné traditionnellement à l'aide des feuilles du village. Les feuilles du village sont aussi efficaces. Tu ne sais pas que la plupart des médicaments pharmaceutiques que nous utilisons sont faits à base des feuilles du village ? Même les comprimés comme la nivaquine sont fabriqués avec les plantes de la brousse. Moi je n'ai pas d'argent pour acheter les médicaments. La*

[6] P. Bourdelais et O. Faure (éds), *Les nouvelles pratiques de santé XVIIIè-XXème siècle,* Paris, Berlin, 2005.

dernière fois que j'avais amené mon enfant à l'hôpital, on lui avait prescrit une ordonnance. Cette ordonnance je la garde encore. Je n'avais pas d'argent pour acheter les médicaments. C'est pourquoi, je n'amène pas toujours mes enfants à l'hôpital. Je les soigne traditionnellement ».

Lorsqu'ils n'ont pas d'argent pour acheter les médicaments prescrits dans les ordonnances, certains parents les conservent jusqu'au moment où ils auront de l'argent pour les acheter. Cela fait que leur enfant continu à souffrir. Cette capitalisation des ordonnances faute d'argent est très fréquente chez les familles démunies. Y. Diallo a observé le même comportement chez les familles guinéennes démunies : « payer les médicaments est la difficulté majeure pour les pauvres. Les démunis ressentent parfois une grande frustration lors de leur visite au centre de santé, car il n'y a pas souvent de traitement fourni ; et la visite ne se conclut que par la prescription de médicaments et d'examens de laboratoire. Après avoir payé le carnet de santé et les consultations, les pauvres n'ont souvent plus d'argent en arrivant au point de vente des médicaments, ils se contentent de s'informer du prix des produits, mais gardent le papier avec eux jusqu'à ce qu'ils aient de l'argent »[7] .

Les familles démunies ne conservent pas seulement les ordonnances dont les médicaments n'ont pas été achetés, elles gardent également celles dont les médicaments ont été payés en vue d'une automédication ultérieure comme l'a montré S. Fainzang[8]. Par exemple, lorsque leur enfant récidive, les parents démunis ne le ramènent plus chez le

---

[7] Y. Diallo, « Pauvreté et maladie » in Y. Jaffré et J-P. Olivier de Sardan (éds), *Une médecine inhospitalière. Les difficiles relations entre soignants et soignés dans cinq capitales d'Afrique de l'Ouest,* Paris, Karthala, 2003, P.202.

[8] S. Fainzang, *Médicaments et société. Le patient, le malade et l'ordonnance,* Paris, PUF, 2001, P. 37.

médecin pour se faire établir une nouvelle ordonnance. Ils payent simplement les médicaments contenus dans l'ancienne ordonnance.

La politique de recouvrement des coûts a eu également comme conséquence les mutualisations informelles de soins dans les quartiers de Libreville. Les ordonnances conservées sont utilisées par d'autres enfants dans le voisinage. Certaines mères établissent des similitudes entre les symptômes de la maladie de leur enfant et ceux dont souffrait celui de leur voisine. C'est ainsi qu'elles demandent à leur voisine de leur donner les ordonnances que le médecin avait prescrites à leur enfant pour acheter les mêmes médicaments. Ou elles demandent les médicaments à une infirmière du quartier. Ces mutualisations informelles de soins, M. Mebtoul[9] les a aussi observées en Algérie. Mais il fait remarquer que la maladie d'un enfant permet des échanges d'informations et de traitements entre femmes ; que ces échanges s'inscrivent dans une logique de soutien et d'entraide médicale. Il observe, par ailleurs, que les mères peuvent juger de façon très critique les effets d'un traitement conseillé par les voisines à propos de la maladie d'un enfant.

Cette politique a enfin occasionné des abandons des enfants par les parents démunis dans les services d'hospitalisation.

Les consultations que nous avons suivies ont été caractérisées par un manque d'intimité, car elles étaient à chaque fois interrompues soit par les infirmières qui rentraient pour discuter avec le médecin et lui demander une information, soit par la visite d'un ami ou d'un délégué médical qui venait présenter la publicité des nouveaux produits, soit pour recevoir un ami. Ces va-et-vient des

---

[9] M. Mebtoul, *Une médecine de proximité. Les professionnels de la santé en Algérie*, Paris, L'Harmattan, 1994.

personnes étrangères au service rendaient difficile le travail des médecins et mettaient mal à l'aise les parents et leurs enfants.

J'ai aussi observé une surcharge de travail chez les médecins qui consultaient de nombreux enfants sans se reposer, comme en témoignent leurs déclarations : « *Je fais 40 à 50 consultations par jour. C'est de la folie. Il n'y a pas de pause. On sait quand on entre à l'hôpital mais on ne sait pas à quelle heure on en sort* ». Cette surcharge de travail s'explique par une demande massive de soins pédiatriques due aux taux élevés de morbidité et à l'insuffisance des pédiatres.

Enfin, j'ai constaté que les pédiatres simplifiaient et réduisaient les traitements des enfants issus des familles démunies afin de leur permettre d'acheter les médicaments : « *Lorsque nous voyons que les mères n'ont pas d'argent pour acheter les médicaments que nous prescrivons à leur enfant, nous sommes obligés de réduire le traitement afin de permettre aux parents de leur acheter les médicaments* ». Ils s'abstiennent aussi de leur prescrire les examens complémentaires.

Cette façon d'adapter les traitements à la situation socio-économique des parents montre bien que la pédiatrie est aussi une pratique sociale. Les logiques sociales et l'activité quotidienne des médecins participent à la transformation du travail médical que J. Clavreul[10] considère comme focalisé sur la réalité organique de la maladie et non sur l'homme malade. Or, les pédiatres considèrent ici les enfants démunis comme des cas sociaux.

---

[10] J. Clavreul, *L'ordre médical,* Paris, Seuil, 1978.

5.8. Les types de mères reçues dans les consultations

Les pédiatres font face à deux types de mères dans les consultations : les mères qui ont une meilleure interaction et celles qui leur rendent la tâche difficile. Dans le groupe des premières on peut citer les mères instruites qui discutent ouvertement avec eux, leur demandent des explications sur le traitement qu'ils prescrivent à leur enfant ; celles qui leur expliquent simplement et clairement la maladie de leur enfant sans employer confusément les termes médicaux et celles qui tiennent correctement les carnets de santé de leur enfant et les vaccinent régulièrement.

Le deuxième groupe est constitué des mères qui consultent tardivement les médecins, les jeunes mères qui ne savent pas élever leur enfant ou qui ne fréquentent pas les PMI pour vacciner leur enfant et recevoir une éducation nutritionnelle et sanitaire, enfin celles qui utilisent prosaïquement les termes médicaux sans pourtant en comprendre le sens. Elles déroutent et agacent les pédiatres dans la formulation de leur diagnostic.

En plus de ces deux catégories de mères qui accompagnent leur enfant, les pédiatres reçoivent les nourrissons et les adolescents, car la pédiatrie est une spécialité médicale qui traite les enfants de 0 à 16 ans. Mais est-il facile de soigner un nourrisson, c'est-à-dire un enfant qui ne parle pas ?

5.9. Soigner un nourrisson : une tâche contraignante et exaltante

Pour les pédiatres, soigner un nourrisson est une tâche à la fois contraignante et exaltante. Elle est contraignante du fait de la lenteur et de la répétitivité des gestes manuels et techniques : « *La consultation d'un enfant prend du temps. La mère se présente devant nous avec son enfant. Alors, je lui demande de s'asseoir. Ensuite, je prends le carnet de santé de l'enfant pour vérifier l'identité de l'enfant (nom, âge et sexe). J'enregistre tout cela dans le registre des consultations. Après, je vérifie l'identité des parents. Tout cela est important, car je dois savoir à qui j'ai affaire. Si la mère est une ménagère, une femme sans emploi ou si elle travaille, je dois le savoir. Il faut donc vérifier l'identité de l'enfant et celle des parents. Tout cela se trouve dans la première page du carnet de santé de l'enfant. Après, j'ouvre les pages suivantes pour regarder les antécédents de la naissance et les maladies. Je vérifie si l'enfant a été hospitalisé au moins une fois, s'il a eu des problèmes lors de sa naissance. Ensuite, j'examine l'état vaccinal : si l'enfant a fait tous ses vaccins. Après j'arrive à la phase de la consultation médicale proprement dite. J'interroge la mère et j'examine l'enfant. Je le déshabille, j'ouvre sa bouche, je regarde les orteils et les yeux. Ensuite, je lui prends la tension et je le fais coucher sur la table. Je note mes observations dans le registre. Je termine la consultation par la rédaction de l'ordonnance que je remets à la mère* ».

Telle qu'elle est décrite, la consultation d'un nourrisson prend du temps et comporte une série d'étapes que le médecin doit suivre avant d'établir l'ordonnance. Mais tous les pédiatres ne suivent pas toutes ces étapes. Certains les survolent pour simplifier la consultation et la rendre brève. Ils se contentent d'ausculter l'enfant et d'interroger la mère.

La consultation d'un nourrisson est aussi difficile, comme en témoignent ces déclarations : « *Soigner un nouveau-né, ce n'est facile. Le nouveau-né a des pathologies particulières. Il faut être expérimenté, avoir fait la néonatalogie pour le soigner. Le nouveau-né ne parle pas.*

C'est un handicap majeur. Pour le soigner, nous sommes donc obligés de recourir à la mère pour qu'elle nous donne les indices afin que nous posions notre diagnostic. C'est normal que nous interrogions la mère, car c'est elle qui vit avec son enfant et c'est elle qui connaît les premiers signes de la maladie de son enfant. La symptomatologie est donnée par la mère. Il n'y a donc pas de risque qu'elle nous trompe. Nous décelons le mensonge tout de suite. Par exemple, si la fièvre de l'enfant a commencé il y a une semaine, elle nous dira qu'elle a débuté il y a deux jours. Elle dira cela pour éviter qu'on la reproche. Normalement, la mère doit nous décrire tous les symptômes de la maladie, sa durée et les traitements administrés. C'est à partir de ces éléments que nous posons notre diagnostic ». La mère devient ici une interlocutrice privilégiée dans une consultation.

5.10. La mère comme interlocutrice privilégiée dans les consultations

Contrairement au père, la mère est considérée par les pédiatres comme une interlocutrice privilégiée dans les consultations, car elle leur fournit les informations sur son enfant que son mari ne peut donner, ainsi qu'en témoignent ces déclarations d'un pédiatre : « *Je ne demande pas aux mères de venir en consultation avec leurs maris. Nous nous avons besoin seulement de la mère car c'est elle qui peut nous donner de bonnes informations sur la maladie de l'enfant. Souvent, le père ne maîtrise rien. Dans notre société, c'est la maman qui s'occupe des enfants. Le père vit toujours à l'écart. La mère est informée dès les premiers signes de la maladie. A la limite, ce que je fais souvent, c'est que lorsque je vois un père conduire son enfant en consultation, je lui demande de revenir avec sa femme la prochaine fois, car pour traiter l'enfant, j'ai be-*

soin des informations sur les problèmes qu'elle a eus pendant le déroulement de la grossesse et l'accouchement. En pédiatrie, la mère est une informatrice privilégiée ». Un autre pédiatre précise : « *C'est normal que nous interrogions la mère, car c'est elle qui vit au quotidien avec son enfant. C'est elle qui connaît les premiers signes de la maladie de son enfant. Le père est souvent à l'écart ».*

En bref, les pédiatres préfèrent s'adresser aux mères qu'aux pères, tout d'abord parce qu'elles vivent au quotidien avec les enfants, sont au courant des premiers signes de la maladie alors que les pères se tiennent souvent à distance. Elles fournissent les informations aux médecins sur les antécédents de la grossesse (dépistage des infections bactériennes, virales ou parasitaires, grossesse suivie ou non, primiparité ou multiparité), de l'accouchement (voie basse ou césarienne). Ces informations peuvent échapper au mari.

Le rôle du père dans la maladie de son enfant « est déterminant sur le plan économique et social » car, il participe à l'achat des médicaments que les médecins prescrivent et paie souvent aussi les frais d'hospitalisation. Le père supporte donc incontestablement les dépenses inhérentes aux soins des enfants. Ces analyses rejoignent celles faites par A. Desclaux qui a précisé qu' « on ne peut totalement résumer la participation des parents en cas de maladie d'un enfant au rôle de la mère : le père est parfois sollicité pour un avis, mais il est surtout sollicité pour le paiement de soins, au-delà d'un montant que la mère ne peut supporter seule »[11] .

Mais la professionnalisation de la pédiatrie au Gabon est confrontée à un certain nombre d'obstacles qui empêcheraient son développement et démotivent les spécialistes.

---

[11] A. Desclaux, « De la mère coupable et responsable de la maladie de son enfant » in J. Benoist (éd.), *Soigner au pluriel. Essai sur le pluralisme,* Paris, Karthala, 1996, P. 254.

5.11. Les obstacles à la professionnalisation de la pédiatrie et leurs conséquences

La professionnalisation désigne *« le processus historique à travers lequel un groupe professionnel quelconque se fait reconnaître comme profession tout en se dotant progressivement des attributs fonctionnels de ce type de groupement : des règles assurant une autonomie, des écoles spécialisées réalisant la formation scientifique des membres, avant tout exercice de l'activité, ainsi que la reproduction des règles, des associations permettant la participation des membres et garantissant l'application des règles et, enfin, une déontologie permettant de faire la preuve et de perpétuer l'idéal de service »*[12] .

Pour être reconnue comme profession, une occupation doit, selon H. Wilensky[13], acquérir successivement six caractères :

1. Etre exercé à temps plein ;
2. Comporter des règles d'activité ;
3. Comprendre une formation et des écoles spécialisées ;
4. Posséder des organisations professionnelles ;
5. Comporter une protection légale du monopole ;
6. Avoir établi un code de déontologie.

Pour A. Abbot, « *les professions commencent quand les gens consacrent tout leur temps à ce qu'ils désirent. Mais la nécessité de se former se fait vite sentir, sous la poussée des recrues ou des clients. Ce qui se traduit par la création des écoles de formation. Les nouvelles écoles, si ce n'est pas déjà le cas, s'affilient à l'université. Inévitable-*

---

[12] C. Dubar et P. Tripier, *Sociologie des professions,* Paris, Armand Colin, 1998, P. 90.

[13] H. Wilensky, « The professionnalization of everyone" in American Journal of sociology, 1964, n°2, P. 139.

ment, elles imposent des exigences élevées, une longue formation, un engagement précoce dans la formation et un groupe d'enseignants à plein temps. Alors, les enseignants professionnels, avec leurs premiers diplômés créent une association professionnelle. La vie professionnelle plus active, encouragée par l'association, conduit à une réflexion sur soi, un possible changement de nom et une séparation entre compétents et incompétents »[14] .

La pédiatrie gabonaise répond à ces critères. De ce fait, elle est une profession et a suivi le processus de professionnalisation décrit. Mais la professionnalisation de la pédiatrie gabonaise connaît un certain nombre d'obstacles qui ont des conséquences certaines sur le développement de la spécialité et sur la prise en charge de la santé des enfants. Les pédiatres interrogés ont énuméré les obstacles suivants :

- L'insuffisance des structures de soins pour accueillir les nouveaux pédiatres en formation : « *Ce sont les pouvoirs publics qui ont décidé d'ouvrir le CES de pédiatrie. C'est donc en fonction des capacités d'accueil dans les structures hospitalières que nous formons les pédiatres. Nous ne pouvons former chaque année que quatre pédiatres, car il n'y a pas assez de structures pour accueillir davantage. Les structures d'accueil sont insuffisantes. C'est pourquoi, nous demandons à l'Etat de les augmenter*[15] ».

---

[14] A. Abbot, *The system of professions. An essay of the division of expert Labor,* Chicago and London, The University of Chicago Press, 1988, P. 10.

[15] Mais, je tiens à préciser que depuis juillet 2015, le système de rémunération de tous les agents publics de l'Etat a été valorisé, en l'occurrence celui des médecins et des enseignants d'Université. Malgré cette revalorisation, les agents ne plaignent toujours de leurs salaires. Cette attitude réconforte l'idée selon laquelle les hommes sont toujours insatisfaits.

- L'insuffisance des salaires et des primes à la hauteur de leur formation : « *Nous les pédiatres, nous sommes mal payés au Gabon, car nos salaires ne correspondent pas à notre statut et à nos années de formation. Nous avons fait Bac plus 11 ans d'études et avec tout ça, on nous donne un salaire dérisoire de 600 000 FCFA. C'est vraiment insignifiant. L'Etat ne tient pas compte de notre statut. Il est inconcevable qu'un simple douanier qui n'a que le Bac soit plus riche qu'un médecin spécialiste. Il a des villas et des voitures que le médecin ne peut pas avoir. C'est ce qui est à l'origine des frustrations et des démotivations. Le Président de la République avait annoncé publiquement qu'il allait valoriser les salaires des médecins spécialistes et des enseignants d'Universités, jusqu'alors nous attendons l'effectivité de cette mesure. Nous ne savons pas pourquoi elle n'est pas toujours appliquée. C'est vraiment dommage. Les médecins sont obligés d'abandonner les hôpitaux pour s'engager en politique afin d'améliorer leurs conditions de vie* ».
- L'insuffisance de financements des laboratoires et des projets de recherches : « *Il n'y a pas un budget alloué par l'Etat pour financer la recherche médicale. Tous les travaux de recherche entrepris sont financés soit par les étudiants eux-mêmes, soit par les enseignants eux-mêmes également ou bien par des organismes privés. Plusieurs difficultés sont à noter dans la recherche médicale au Gabon, comme principale difficulté, nous avons l'absence de financement de l'appareil étatique auprès des centres de recherches médicaux, ce qui conduit automatiquement les étudiants et les chercheurs à supporter eux-mêmes les dépenses inhérentes à leurs travaux de recherches* ».

- L'absence d'une véritable politique en faveur de la mère et de l'enfant : « *Il n'y a pas une véritable politique en faveur de la mère et de l'enfant au Gabon. Nous faisons encore la différence entre la mère et l'enfant alors que, tout le monde, dans l'évolution de la science, parle du couple mère/enfant. Ici au Gabon, on met encore les mères d'un côté, les enfants de l'autre. C'est une conception un peu dépassée. Il y a des pays dans le monde qui peuvent nous servir d'exemple et qui ont des bons systèmes de santé. Je citerai le Canada et la Suède* ».
- Le manque de moyens techniques : « *Nos laboratoires ne sont pas équipés. Nos services de pédiatrie également. Il y a des pathologies que nous ne pouvons pas diagnostiquer parce qu'il manque le plateau technique. De même qu'il y a des maladies que nous arrivons à diagnostiquer mais que nous ne pouvons pas soigner parce qu'il manque les médicaments. Il y a des pathologies dont nous connaissons le traitement mais faute de moyens, les malades en décèdent* ».
- L'absence des mesures incitatives : « *L'Etat ne valorise ni la pédiatrie ni la médecine de façon générale. C'est vraiment dommage. Quand l'Etat dit que sa priorité c'est l'éducation et la santé, cette priorité devait être accompagnée des mesures financières et matérielles concrètes. Mais ces mesures, on ne les voit pas. Il n'y a pas de mesures incitatives pour les médecins. Ils sont à pieds, ils sont mal logés et ils doivent se débrouiller. Un jeune médecin mène une vie infernale. Si les médecins étaient bien payés au Gabon comme au Canada, ça allait améliorer encore plus la santé des Gabonais* ».

Tous ces obstacles que les pédiatres ont notés occasionnent la démotivation des jeunes médecins qui veulent se spécialiser en pédiatrie et des anciens qui sont passionnés par leur métier. Ils occasionnent aussi des engagements massifs dans des carrières politiques et administratives en entrainant ainsi la déprofessionnalisation de la pédiatrie.

6. Représentations de la profession et construction de l'identité professionnelle

Comment les pédiatres gabonais perçoivent ou se représentent-ils leur profession ? Comment construisent-ils leur identité professionnelle ? Ce chapitre tente de répondre à ces interrogations. Mais au préalable, définissons d'abord ce qu'on entend par représentation et par identité professionnelle.

6.1. Définition des concepts de représentation et d'identité professionnelle

La notion de représentation est une ancienne notion de l'anthropologie et de la psychologie sociale. Mais c'est une notion dont « *la définition est problématique*[1] » car, « *le terme représentation est utilisé dans bien des secteurs des sciences humaines (et au-delà), avec des sens bien différents, et souvent flous* »[2]. Il est aussi complexe, comme le précise C. Herzlich : « *On doit noter d'abord le caractère complexe de la réalité psychologique que désigne le terme de représentation : concept et perception se fondent, images individuelles et normes sociales se ren-*

---

[1] P. Mannoni, *Les représentations sociales. Que sais-je ?* Paris, PUF, 1998, P. 7.

[2] C. Flament cité par P. Mannoni, *ibid.* P. 8.

contrent dans ce mode d'appréhension d'un objet ou de la réalité sociale »[3].

Malgré tout, S. Moscovici[4] définit la représentation comme une manière d'interpréter et de penser notre réalité quotidienne, une forme de connaissance sociale ; et, corrélativement, l'activité mentale déployée par les individus et les groupes pour fixer leur position par rapport à des situations, événements, objets et communications qui les concernent. Autrement dit, la représentation sociale désigne une forme de connaissances spécifiques, le savoir de sens commun, dont les contenus manifestent l'opération de processus génératifs et fonctionnels socialement marqués. Plus largement, elle désigne une forme de pensée sociale. Les représentations sociales sont donc des modalités de pensée pratique orientées vers la communication, la compréhension et la maîtrise de l'environnement social, matériel et idéal.

Mais pour P. Moliner, *« Les représentations sociales sont des ensembles de connaissances, attestées ou illusoires, relatives à l'environnement des individus. Ces connaissances ont la particularité d'avoir été collectivement produites selon des processus socialement déterminés. Elles orientent les perceptions de l'environnement, les actions individuelles ou collectives et les communications »*[5] .

---

[3] C. Herzlich, *Santé et maladie. Analyse d'une représentation sociale*, Paris, Editions de l'Ecole des Hautes Etudes en Sciences Sociales, 1969, P. 23.

[4] S. Moscovici cité par J. S. Nzang Mombo, *Représentation sociale de la maladie mentale dans la société fang de l'Estuaire, Libreville, UOB,* Mémoire de Maîtrise en Psychologie, 1990, P. 18.

[5] P. Moliner, *La dynamique des représentations sociales,* Grenoble, PUG, 2001, P. 8.

Concernant le concept de l'identité professionnelle, R. Sainsaulieu[6] le définit comme la façon dont les différents groupes au travail s'identifient aux pairs, aux chefs, aux autres groupes, l'identité au travail est fondée sur des représentations collectives distinctes. L'identité serait un processus relationnel d'investissement de soi (investissement dans des relations durables, qui mettent en question la reconnaissance réciproque des partenaires), s'ancrant dans l'expérience relationnelle et sociale du pouvoir.

C. Dubar[7] généralise l'analyse de R. Sainsaulieu avec la notion d'identité sociale. Il reconnaît avec lui que l'investissement dans un espace de reconnaissance identitaire dépend étroitement de la nature des relations de pouvoir dans cet espace et la place qu'y occupe l'individu et son groupe d'appartenance. Le cadre théorique proposé par R. Sainsaulieu privilégie la constitution d'une identité professionnelle par l'expérience des relations de pouvoir. Or, les individus appartiennent à des espaces identitaires variés au sein desquels ils se considèrent comme suffisamment reconnus et valorisés : ces champs d'investissement peuvent être le travail, mais aussi hors travail. Il se peut aussi qu'il n'existe pas pour un individu d'espaces identitaires dans lequel il se sente reconnu et valorisé. Pour C. Dubar, l'espace de reconnaissance de l'identité sociale dépend très étroitement de la reconnaissance ou de la non-reconnaissance des savoirs, des compétences et des images de soi, noyaux durs des identités par les institutions. La transaction entre, d'une part, les individus porteurs de désirs d'identification et de reconnaissance et, d'autre part, les institutions offrant des statuts, des catégories et des formes diverses de reconnaissances peut être conflictuelle. Les partenaires de cette

---

6 R. Sainsaulieu, *L'identité au travail*, Presse de la Fondation Nationale des Sciences Politiques, 2ème édition 1985.

7 C. Dubar, *La socialisation. Construction des identités sociales et professionnelles*, Paris, Armand Colin, 1998.

transaction peuvent être multiples : les collègues de travail, la hiérarchie de l'institution, les représentants syndicaux, l'univers de la formation, l'univers de la famille, etc.

Pour le sociologue J. Ion, *« L'identité professionnelle, c'est ce qui permet aux membres d'une même profession de se reconnaître eux-mêmes comme tels et de faire reconnaître leur spécificité à l'extérieur. Elle suppose donc un double travail, d'unification interne, d'une part, de reconnaissance externe, d'autre part. D'autres matériaux que les modèles professionnels participent donc à la construction de ces identités : car si ces dernières supposent certes une communauté de pratiques, elles se constituent aussi dans les similitudes d'accès au métier, se forgent dans le creuset des institutions de formation, se nourrissent de la culture du métier et se légitiment et se consolident au sein des organisations de défense et de représentation collective »*[8] .

La construction d'une identité professionnelle est basée sur ce que P. Berger et T. Luckmann[9] nomment la « socialisation secondaire ». Ce sont des machineries conceptuelles comprenant un vocabulaire, des recettes (formules, propositions, procédures), un programme et un véritable « univers symbolique » véhiculant une conception du monde mais qui, contrairement au savoir de base de la socialisation primaire, sont définis et construits en référence à un champ spécialisé d'activités.

Au regard de toutes ces définitions sur l'identité professionnelle et ses modalités de construction, comment les pédiatres gabonais construisent alors la leur ? Avant de répondre à cette question, examinons d'abord leur statut et

---

[8] J. Ion, *Le travail social à l'épreuve du territoire,* Paris, Dunod, 1996, P. 91.

[9] P. Berger et T. Luckmann, *La construction sociale de la réalité,* Paris, Méridiens Klincksieck, 1986.

rôle dans la société gabonaise, ainsi que la façon dont ils se représentent leur profession.

6.2. Statut, rôle des pédiatres et représentations de leur profession

Le statut et le rôle définissent également une profession ainsi que la façon dont les professionnels perçoivent leur métier. De ce fait, quel statut les pédiatres ont-ils dans la hiérarchie médicale et dans la fonction publique gabonaise ? Et quel rôle jouent-ils ? Comment représentent-ils leur profession ? Telles sont les interrogations relatives aux points suivants que nous allons examiner dans cette sous-section.

6.3. Statut et rôle des pédiatres dans la société

Le statut peut se définir « *comme l'ensemble des droits et des devoirs associés à une position sociale. Il ne peut s'exprimer qu'à travers les individus qui l'incarnent. Mais il est cependant défini indépendamment d'eux* »[10]. La définition du statut fait référence à la reconnaissance institutionnelle et sociale d'une fonction. Les pédiatres gabonais sont des fonctionnaires qui, en échange de certaines garanties et obligations, jouissent de l'assurance d'un traitement salarial, de l'avancement dans la carrière, de la stabilité de l'emploi, de la garantie d'une pension à la retraite, etc. En tant que fonctionnaires, ils sont régis par la loi n°8/91 du 26 septembre 1991 portant statut général des fonctionnaires. Et en tant que médecins, ils sont au sommet de la hiérarchie médicale, car ils ont le statut de

---

[10] R. Linton cité par J. Etienne, F. Bloess et *al., Dictionnaire de sociologie. Les notions, les mécanismes et les auteurs,* Paris, Hartier, 1997, P. 272.

médecins spécialistes et sont régis par le code de déontologie médicale et par l'Ordre National des Médecins du Gabon. Leur statut est donc un statut social prestigieux et valorisant. Mais ils considèrent que l'Etat ne le valorise pas.

Contrairement au statut, le rôle « *renvoie, lui, à son aspect dynamique et fonctionnel. Le statut prescrit, en effet, un certain nombre de modèles de conduite culturellement orientés que le rôle actualise, concrétise. Le rôle est donc conçu comme la mise en œuvre des droits et devoirs attachés au statut. On distingue de ce point de vue, les comportements de rôle prescrits normativement, les comportements de rôle attendus par les partenaires et les comportements de rôle effectivement joués par le titulaire du rôle* »[11].

Le rôle renvoie donc à l'ensemble des comportements à quoi les autres peuvent s'attendre légitiment de la part d'un individu. Les rôles que remplissent les pédiatres gabonais sont multiples comme nous l'avons vu précédemment : recevoir les enfants en consultation externe, prescrire les ordonnances et les examens complémentaires, décider d'hospitaliser un enfant, faire des observations cliniques chaque matin aux enfants hospitalisés, prévenir et dépister les maladies, éduquer et conseiller les parents, vacciner les enfants, etc. Mais comment se représentent-ils leur profession ?

6.4. Représentations des pédiatres gabonais de leur profession

Les pédiatres se représentent leur profession comme étant noble et utile, car elle sauve beaucoup d'enfants et

---

[11] J-Etienne, F. Bloess et *al., Dictionnaire de sociologie. Les notions, les mécanismes et les auteurs,* Paris, Hatier, 1997, P.273-274.

soulage les familles, ainsi qu'en témoignent leurs propos : « *Personne ne peut parler de son propre bien. Mais je pense que nous sauvons beaucoup d'enfants que les parents nous amènent en consultation souvent dans un état alarmant. Grâce aux soins que nous leur donnons, ils guérissent et échappent au pire. Je pense que nous jouons un rôle très important en soignant les enfants et en donnant espoir aux parents* ». Ces déclarations rejoignent celles-ci qui mettent l'accent sur la participation des pédiatres au développement du pays en soignant les enfants : « *Soigner les enfants comme nous le faisons dans les hôpitaux, c'est participer au développement du pays, car les enfants sont l'avenir d'une nation. Ce sont eux qui contribuent à la relève. Donc, s'il n'y a pas des spécialistes pour les soigner quand ils tombent malades, ils vont mourir et la nation va disparaître. Cela prouve que nous sommes vraiment utiles* ».

Ils justifient également leur utilité par des conseils nutritionnels et hygiéniques qu'ils prodiguent aux mères afin qu'elles élèvent bien leurs enfants et qu'ils soient en parfaite santé : « *Lorsque nous consultons les enfants, nous donnons aussi à leurs mères des conseils sur la façon de les nourrir, de les déparasiter pour éviter qu'ils aient des diarrhées. Nous leur conseillons aussi de dormir sous la moustiquaire pour que les enfants n'aient pas le paludisme. Notre rôle n'est pas que d'administrer les soins aux enfants. Il consiste aussi à éduquer et à conseiller les parents. Nous sommes donc utiles pour leur éducation* ».

L'utilité de la profession de pédiatre soutenue par les spécialistes gabonais a également été reconnue par M. Brodin, J-P. Dommergues et *al.*, dans le contexte européen, ainsi qu'en témoignent leurs écrits : « *Le pédiatre est utile à l'enfant, par la prise en charge des maladies aiguës et chroniques, et dans le suivi des problèmes sociaux. Le pédiatre est d'abord utile à l'enfant en étant disponible à ses parents. A travers l'examen du corps de l'enfant que les parents lui présentent pour en vérifier l'intégralité, c'est leur capacité parentale qui se donne à voir, et qui attend d'être assurée ou réassurée »*[12] .

La noblesse de la profession évoquée est liée à la vocation de service[13] qui a animé ces médecins dans le choix de leur spécialité, comme en témoigne un spécialiste : « *Depuis la classe de seconde, j'avais mûri l'idée de devenir pédiatre pour aider les familles et soigner les enfants. Je considérais les pédiatres comme des médecins nobles, des spécialistes qui rendent service »*.

L'assistance ainsi apportée à autrui gratifie le médecin de la reconnaissance, mais participe aussi de l'œuvre divine sur la terre. Comme le prêtre ou le pasteur, le pédiatre travaille au service de Dieu, ainsi que l'a souligné un pédiatre : « *Je me suis toujours demandé comment je pouvais servir mon Dieu, et je me suis dit qu'avec la pédiatrie ce serait possible, justement, de servir les enfants et de les soigner de la manière la plus efficace qui soit »*.

Les pédiatres considèrent également que leur profession est passionnante. Ils associent le caractère passionnant de leur profession au fait de sauver un enfant plongé dans un coma et de soulager les inquiétudes des parents en leur faisant espérer : « *C'est un métier passionnant qui demande une grande capacité d'écoute, beaucoup de retenu devant la souffrance des petits patients et de leur famille. Quelle joie et quel bonheur de rendre aux parents un bébé*

---

[12] M. Brodin, J-P. Dommergues et *al.*, « L'enfant et la société » in *Société Française de Pédiatrie*, *Assises Nationales de Médecine de l'Enfant*, Paris, Doin, 1995, P. 11.

[13] Sur la vocation de service qui détermine le choix de la profession médicale, lire E. Freidson, *La profession médicale,* Paris, Payot, 1984 et B. Good, *Comment faire de l'anthropologie médicale ? Médecine, rationalité et vécu*, Paris, Institut Synthélabo pour le progrès de la connaissance, 1998.

arrivé moribond et qui repart tout souriant !». Ces déclarations font échos à celles-ci : « *La profession de pédiatre est une profession excitante car il n'y a rien de plus beau que de soigner un enfant. Il n'y a rien de plus beau que de remettre aux parents, leur enfant qui sort d'un coma* ».

Le nombre d'enfants soignés durant la carrière est aussi évoqué pour justifier la dimension émouvante de la profession et surtout un exploit personnel : « *Faire la pédiatrie, c'est émouvant. Tenez ! Depuis que j'exerce la pédiatrie, j'ai déjà consulté plus de 10 000 enfants. C'est exaltant !».*

Les pédiatres éprouvent donc des plaisirs et satisfactions dans l'exercice de leur profession mais qu'ils ne relèvent toujours pas. Ce qu'ils mettent en avant, ce sont plutôt les difficultés et contraintes auxquelles ils font face.

6.5. Satisfactions des pédiatres de l'exercice de leur profession

Les satisfactions et plaisirs que les pédiatres ressentent dans la pratique de leur métier sont multiples. Ils éprouvent de la satisfaction lorsqu'ils guérissent un enfant, comme l'a témoigné ce pédiatre : « *Notre satisfaction se trouve dans la guérison d'un enfant. Lorsque nous guérissons un enfant, nous soulageons toute la famille. Quand un enfant est malade, c'est toute la famille qui souffre* ».

Effectivement, la maladie d'un enfant déstabilise ses parents. Certains refusent de s'alimenter et d'autres s'absentent de leur lieu de travail ou carrément dépriment.

Les pédiatres ressentent également de la satisfaction lorsque les parents reconnaissent qu'ils ont guéri leur enfant, comme l'attestent leurs déclarations : « *Les enfants ne réalisent pas ce que nous faisons pour les sauver. Ce sont plutôt leurs parents qui reconnaissent nos efforts. Nous sommes contents lorsque les parents reconnaissent que c'est nous qui avons guéri leur enfant. Un jour, une mère m'a interpellé en route en me disant : « Docteur, l'enfant que vous aviez sauvé a déjà 6 ans ». Ces paroles m'avaient réconforté ».*

Les pédiatres ont besoin de ce genre de paroles de reconnaissance qui les réconfortent ; surtout qu'ils travaillent dans des conditions difficiles.

Ils éprouvent aussi du plaisir lorsqu'ils dialoguent avec les enfants dans les consultations où ces derniers décrivent, eux-mêmes, les symptômes de leur maladie, comme en témoignent leurs propos : « *Les enfants décrivent mieux leur maladie que leur mère lorsqu'ils sont en mesure de s'exprimer. Nous sommes contents lorsqu'ils nous expliquent, eux-mêmes, leur maladie* ».

Enfin, les pédiatres ressentent des satisfactions lorsqu'ils font l'examen clinique des enfants, comme l'a souligné ce pédiatre : « *Ce que j'apprécie dans une consultation c'est l'examen physique de l'enfant. Je fais coucher l'enfant, je l'examine, ensuite, j'interroge la mère. L'examen de l'enfant et l'interrogation de la mère constituent l'essentiel de la consultation* ». Un autre pédiatre ajoute : « *En pédiatrie, nous avons cet avantage qui fait que lorsque nous examinons les enfants, nous les déshabillons complètement. Nous les examinons nus des cheveux jusqu'aux orteils. Nous touchons vraiment toutes les parties du corps. Ce qui ne se fait pas chez l'adulte. Celui-ci, à cause d'une certaine gêne, a du mal à se déshabiller que ce soit un homme ou une femme. Mais quand vous n'êtes pas nu dans une consultation, l'examen est incomplet* ».

L'examen clinique complet de l'enfant permet au pédiatre d'établir un bon diagnostic et de lui prescrire un traitement efficace. Si l'examen est incomplet, il fera recours à d'autres supports[14] qui substituent l'examen physique du corps, à

---

[14] D. Sicard, *La médecine sans le corps. Une nouvelle réflexion éthique*, Paris, Plon, 2002.

savoir : les échographies, les scanners, les radiographies, les endoscopies, les scintigraphies, les dopplers, etc. Mais ces supports coûtent chers et les familles démunies ne peuvent pas les faire pour leur enfant.

6.6. Processus de construction de leur identité professionnelle

L'identité professionnelle des pédiatres gabonais se construit par la formation théorique et pratique qu'ils subissent (cours et stages), mais aussi par l'expérience professionnelle qui se forge durant les années d'exercice, comme en témoignent leurs déclarations : « *C'est pendant les stages à l'hôpital qu'on découvre la réalité pédiatrique. En faculté, on ne reçoit que la théorie. La pédiatrie, c'est sur le terrain qu'on l'apprend. Même quand on est déjà pédiatre, c'est au fur et à mesure des années d'exercice qu'on acquiert l'expérience* ». Ces propos, sont renchéris par les paroles suivantes d'un pédiatre sénior : « *Sans frustrer les jeunes pédiatres, je pense que l'expérience compte beaucoup en pédiatrie. J'avoue que dès qu'un enfant entre dans mon bureau, ne fût-ce qu'en le regardant, à travers son visage, j'appréhende déjà à quoi j'ai affaire. Un enfant peut venir à distance, mais avant qu'il ne s'asseye, je peux déjà dire que j'ai affaire à des troubles digestifs, à une diarrhée-vomissement et qu'avec cette diarrhée, je peux l'hospitaliser. J'ai 19 ans de carrière. J'analyse l'état de l'enfant à travers son visage. Je pense que c'est l'expérience qui m'a forgé toutes ces aptitudes. Cela vient avec le temps et avec l'âge* ».

Les stages passés en milieu hospitalier sont des moments importants dans la formation des futurs pédiatres, car ils leur permettent non seulement de découvrir les difficultés du métier, la détresse des familles démunies, mais aussi d'enrichir leur expérience professionnelle. C'est pourquoi certains d'entre eux préfèrent les passer à l'hôpital que dans une PMI, comme l'a exprimé ce pédiatre : « *Dans ma carrière, je préfère travailler à l'hôpital que dans une PMI. Dans les PMI, on rencontre rarement les bons cas cliniques. Les médecins ont affaire aux malades bien portants et aux femmes enceintes. J'avais passé mon stage dans une PMI. Mais ce n'est pas pareil à l'hôpital* ».

Lieu idéal d'exercice de la pédiatrie, l'hôpital est aussi un milieu unificateur. Il unifie les pédiatres entre eux et avec les autres médecins. Les pédiatres gabonais sont majoritairement des pédiatres hospitaliers. Mais leur identité professionnelle est dynamique, car elle fluctue avec l'appréciation des mauvaises conditions de travail et la formulation d'un nouveau projet professionnel. C'est ce qui a conduit certains pédiatres à s'engager dans des carrières politiques, administratives ou libérales pour améliorer leurs conditions de vie.

6.7. Typologie des pédiatres

Des entretiens que nous avons organisés avec les mères sur l'attitude des pédiatres dans les consultations, se dégagent deux types de pédiatres : les juniors, normatifs et autoritaires et les séniors, compréhensifs et capables de s'adapter à l'interlocutrice.

Les pédiatres juniors se font remarquer par leur intransigeance et leur rigueur dans l'application des normes sanitaires officielles. Par ce comportement, ils attirent de moins en moins les mères qui considèrent qu'ils ne leur donnent pas la possibilité de dialoguer : « *Les pédiatres, il y en a qui sont gentils et d'autres pas. Ce sont surtout les pédiatres âgés qui sont gentils avec nous dans les consultations. Ils ne nous reprochent pas. Quelquefois, lorsque ton enfant n'a pas de thermomètre ni de carnet de santé, ils te donnent de l'argent pour les acheter. Mais les jeunes pédiatres ne font pas ça. Leur travail, c'est de nous reprocher et de nous refouler. S'ils voient une simple tache sur le carnet de santé de l'enfant, ils te reprochent sévèrement. Les jeunes pédiatres sont sévères et autoritaires* ».

Ces déclarations font échos à celles-ci : « *Les pédiatres que je préfère pour examiner mon enfant sont les pédiatres âgés, car ils sont expérimentés. Ils nous reçoivent bien et nous prodiguent de bons conseils par rapport aux jeunes pédiatres qui sont nerveux et moins accueillants. Avec les pédiatres âgés, nous dialoguons bien. Nous arrivons à leur poser toutes les questions sur la maladie de notre enfant et ils nous répondent bien. Mais les jeunes pédiatres nous influencent, ils nous font peur. Nous n'arrivons pas à leur demander quoi que ce soit* ».

Les jeunes pédiatres gabonais font l'objet des critiques sévères de la part des mères qui les accusent de tous les défauts. Ils sont considérés par les familles comme des médecins qui imposent, qui ne négocient pas les traitements, car ils sont certains de leurs connaissances. Ils font peur aux mères qui se sentent maintenues à distance : « *Les jeunes pédiatres, lorsque nous leur disons en pleine consultation que docteur, j'avais commencé à donner un traitement à l'enfant à la maison ; que je lui avais donné tel ou tel médicament, ils nous répondent avec un ton sévère que madame, gardez votre traitement. C'est moi qui donne le traitement et je sais pourquoi je donne ce traitement là. Face à ces paroles, nous sommes obligées de nous taire* ».

Les jeunes pédiatres développent ici un comportement des médecins paternalistes qui savent tout et qui décident à la place des malades. Mais ces comportements sont à proscrire, car la qualité de l'accueil et de la relation thérapeutique détermine la fréquentation dans les structures de soins et la guérison des malades.

En décrivant l'attitude des jeunes pédiatres comme des médecins exigeants, non accueillants, les mères refusent de se soumettre à leur autorité et veulent imposer leur point de vue de femmes désormais informées des savoirs modernes sur les maladies des enfants. C'est ce qu'elles arrivent à faire avec les pédiatres âgés auprès de qui, elles trouvent une oreille attentive. Les relations entre ces dernières et les pédiatres âgés sont basées sur l'écoute, le dialogue, la négociation et les influences des mères sur leurs décisions : « *Si une mère me dit pendant que je suis en train de rédiger l'ordonnance de son enfant que docteur tel médicament, je l'avais déjà donné à mon enfant à la maison, mais il faut que je lui prescrive un autre, je ne me fâche pas. Je l'écoute. Mon attitude est de tenir compte de ce que dit la mère. Après l'avoir écoutée, je lui pose ces questions : pendant combien de jours aviez-vous donné ce médicament à votre enfant ? A quelle dose, vous le lui aviez donné ? Si je me rends compte que la durée du traitement n'a pas été suffisante pour juger de l'efficacité du produit ; que la dose n'a pas été suffisante, dans ce cas, j'essaie de la convaincre de ne pas acheter d'autres médicaments, de continuer avec le même traitement en respectant la durée et la dose qu'il faut* ».

Contrairement aux jeunes pédiatres, les pédiatres âgés sont très compréhensifs envers les mères et ils entretiennent des relations de négociation et d'écoute avec elles, comme en témoignent ces déclarations d'une mère : « *La dernière fois que mon enfant était malade, je l'ai amené à l'hôpital voir un pédiatre. Le médecin que j'ai trouvé ce jour-là était âgé. Il m'a bien reçue. C'était un homme. Il m'a posé des questions du genre : la maladie a commencé quand ? Je lui ai raconté. Il a aussi interrogé l'enfant. Il a trouvé que l'enfant souffrait de la bronchite. Alors, il lui a rédigé l'ordonnance. Mais lorsqu'il me l'a remise, j'ai constaté qu'il lui a prescrit l'efferalgan que j'avais donné à l'enfant et qui n'avait pas produit d'effets. Je le lui ai fait savoir et il lui a prescrit un autre médicament* ».

Ces déclarations montrent bien que les pédiatres âgés négocient, reconsidèrent leurs positions sous l'influence de certaines mères. Mais qui sont-elles ? Ce sont les mères qui sont informées sur les médicaments pharmaceutiques qui traitent les maladies infantiles et celles qui sont scolarisées. En effet, le taux de scolarisation féminine est très élevé au Gabon, car près de la moitié des femmes et des hommes ont un niveau d'instruction primaire, et un tiers environ a atteint le niveau secondaire ou supérieur. A 6-15 ans, quel que soit le sexe, pratiquement tous les enfants fréquentent l'école (94%) contre seulement 6% qui n'en fréquentent pas[15].

Montrer que les mères influencent les pédiatres âgés ne signifie pas qu'ils n'ont pas de pouvoir. Au contraire, ils ont le pouvoir de guérison qu'ils ne montrent pas comme le font les jeunes pédiatres.

6.8. Les relations entre pédiatres juniors et pédiatres séniors

Les relations entre jeunes et anciens pédiatres sont marquées par des conflits de pouvoirs, de compétence et de domination. Les jeunes pédiatres reprochent aux anciens d'être laxistes, de manquer de rigueur dans l'application des normes sanitaires : « *Les mères nous taxent d'être agressifs, d'être durs avec elles. Tout ça, c'est parce que les anciens pédiatres se montrent laxistes envers elles. Lorsqu'elles se présentent en consultation avec des carnets de santé de leurs enfants mal entretenus, ils ne les reprochent pas. Or, nous, nous respectons les*

[15] Enquête Démographique et de Santé, *Rapport de synthèse*, 2000, P. 2.

règles : sans carnet de santé, sans thermomètre, pas de consultation ».

Les jeunes pédiatres considèrent également que les anciens sont autoritaires car lors des consultations, ils ne cessent de leur faire des remarques. Plus que des relations confraternelles, ce sont plutôt des rapports hiérarchiques qui s'établissent entre anciens et jeunes pédiatres.

Les anciens pédiatres, à leur tour, reprochent aux jeunes le manque d'expérience et leur adhésion totale aux règles médicales. Ils considèrent que les jeunes ont beaucoup à apprendre du métier de pédiatre, des malades et du comportement des parents des enfants malades : « *L'expérience compte beaucoup en pédiatrie et c'est ce qui manque à nos jeunes confrères. Qui restent toujours collés aux manuels. Nous leur demandons de sortir quelquefois des connaissances livresques. Ils sont sévères avec les parents des enfants. Ils ont encore l'esprit d'étudiant. Mais nous leur demandons aussi d'être humains et de comprendre les problèmes des familles* ».

6.9. Stratégies mobilisées par les pédiatres pour défendre leur profession

Pour défendre leur profession, les pédiatres ont mis en place trois stratégies : la formation, la création d'une association et la mobilisation pour soutenir un confrère mis en difficulté.

Les pédiatres s'attèlent à former leurs confrères malgré les difficultés qu'ils rencontrent. Cette stratégie consiste à pérenniser la profession, car une profession ne peut survivre que lorsqu'elle a des membres, comme l'a soussigné ce pédiatre : « *Pour que notre profession survive, il faut des ressources humaines. Il faut donc que nous en formions davantage. Sinon, notre profession va disparaître. Nous nous efforçons donc à former ceux qui se spéciali-*

sent en pédiatrie afin que nous soyons nombreux malgré les difficultés auxquelles nous faisons face ».

Ils ont ainsi créé, en 1987, la Société Gabonaise de Pédiatrie (SOGAPED) dont les missions consistent à organiser des séminaires, des conférences et des colloques. Depuis sa création, la SOGAPED a déjà organisé à Libreville, plusieurs rendez-vous scientifiques auxquels ont participé leurs confrères d'Afrique et d'Europe.

Du 20 au 22 novembre 1997, elle a organisé le premier congrès africain de chirurgie pédiatrique sous le thème ''La chirurgie néonatale et sa mise en place en Afrique''. Ce thème a permis aux pédiatres gabonais d'échanger les difficultés qu'ils rencontrent pour pratiquer la chirurgie pédiatrique dans leur pays avec leurs confrères des autres pays. Notamment leurs homologues français, chez lesquels la chirurgie pédiatrique est bien développée. Ces assises ont mis un accent particulier sur la recherche clinique ainsi que sur la promotion des nouvelles technologies dans la prise en charge des malformations congénitales. Les participants ont révélé l'existence d'une chirurgie pédiatrique en Afrique francophone : une chirurgie qui éprouve une énorme envie de s'affirmer au sein des structures hospitalières pas toujours adaptées. Les congressistes sont parvenus à la conclusion qu'avec un peu de moyens et de volonté politique, l'on peut progressivement organiser une chirurgie pédiatrique de très bon niveau en Afrique.

Ce congrès a révélé l'une des spécificités de la pédiatrie africaine en générale et gabonaise en particulier. Une pédiatrie dont les sous-spécialités telles que la chirurgie néonatale ont du mal à se pratiquer, faute de spécialistes et de structures adaptées. Mais pour que ces sous-spécialités se développent, il faudrait que les pouvoirs publics forment des médecins spécialisés et construisent des établissements appropriés comme l'ont souhaité les congressistes.

Du 6 au 1er décembre 2003, la SAGAPED a organisé également un congrès sur la fièvre prolongée de l'enfant en milieu tropical. Sur ce thème, les participants voulaient sensibiliser les parents sur la nécessité de se rendre à un service de santé en cas de fièvre prolongée de l'enfant. Parmi les infections à l'origine de ce symptôme, les conférenciers ont mis l'accent sur le paludisme. De l'avis de ces derniers, son traitement était devenu difficile depuis l'apparition de la résistance à la chloroquine. Ils ont donc suggéré que l'accent soit mis sur le traitement préventif.

Dans son discours de clôture, le recteur de l'Université des Sciences de la santé, par ailleurs pédiatre, a invité ses confrères à se mobiliser pour la prise en compte des recommandations formulées. Frappé par la participation active à ce congrès des infirmiers et infirmières, il a souligné leur importance aux côtés des médecins. Le recteur les a félicités d'être venus parfaire leurs connaissances pour ''casser la routine'', car « la routine réduit le champ des connaissances », a-t-il dit. « Le perfectionnement est nécessaire », a-t-il rappelé.

La création de la SOGAPED permet aux pédiatres d'échanger avec leurs confrères des autres pays, mais aussi d'avoir une visibilité au sein de la société gabonaise et des autres segments de la profession médicale[16]. Mais quand il s'agit de poser leurs revendications au gouvernement, les pédiatres le font par le biais du Syndicat National des Agents de la Santé (SYNAS) qui regroupe tous les personnels de la santé.

Les pédiatres gabonais ne disposent pas de leur propre syndicat, quand bien même ils sont des médecins spécifiques ayant leurs propres malades et leurs propres difficultés professionnelles. Le fait que ces spécialistes

---

[16] A. Strauss, *La trame de la négociation. Sociologie qualitative et interactionnisme,* Paris, L'Harmattan « Logiques sociales », 1992.

n'aient pas leur syndicat pour défendre leurs intérêts, traduit leur manque de dynamisme, car l'activisme d'une profession se mesure aussi par la création de groupements spécifiques ou parallèles qui s'affrontent et qui défendent des intérêts divergents.

En France, par exemple, la diversité des carrières des pédiatres et de leurs spécialisations selon les âges des enfants a entraîné la création des associations et syndicats parallèles pour défendre les intérêts de leurs agents. Nous pouvons citer : l'Association Française de Pédiatrie Ambulatoire (AFPA), l'Association des Juniors en Pédiatrie (AJP), le Collège des Pédiatres des Hôpitaux Généraux (COLPEHGE), le Collège des Professeurs de Pédiatrie (CPP), la Fédération Nationale des Pédiatres de la Naissance (FNPN), la Société Française de Médecine Périnatale (SFMP), la Société Française de Pédiatrie (SFP), le Syndicat National des Pédiatres en Etablissements Hospitaliers (CNPEH), le Syndicat National des Pédiatres de France (SNPF), etc.

Les pédiatres défendent enfin leur identité professionnelle par des actions de mobilisation, de grève lorsque leur confrère est condamné par la justice pour avoir commis un préjudice médical. Ils font grève pour réclamer la libération de leur membre et contester la décision de justice. Ces agissements montrent que la profession médicale au Gabon est traversée par des logiques transversales, des logiques qui se placent au-dessus de la loi. Or, les médecins ne sont nullement au-dessus de la loi. Ils ont des droits et des devoirs envers les malades. De même que les malades ont des droits et des devoirs. Malheureusement, ces droits et devoirs ne sont pas toujours connus par les uns et les autres et, de ce fait, ils sont constamment violés. Il serait donc utile de les vulgariser en les médiatisant, en les affichant dans les salles de consultation et d'hospitalisation ou en les enseignant aux élèves et étudiants. Voici ces droits et devoirs que j'ai tirés de l'ouvrage de Salomé Viviana et Martin Winckler[17]:

6.10. Les droits des patients

6.10.1. Le droit de choisir son médecin

Chaque patient est libre de changer de médecin et de ne pas en pâtir : le médecin a l'obligation de transmettre les informations dont ils disposent à tout autre médecin que le patient aura choisi. Il doit le faire sans tarder et sans discussion. Un individu n'appartient à personne. Par conséquent, aucun patient n'appartient au médecin qu'il a consulté, même plusieurs fois. Mais très peu de patients exercent véritablement ce droit, soit parce qu'ils ne le savent pas, soit parce qu'ils n'ont pas la possibilité financière et matérielle de le faire.

6.10.2. Le droit au respect et à l'écoute

Tout patient a droit au respect, lequel se traduit par le fait d'être soigné sans distinction d'âge, de sexe, d'origine ethnique, de niveau socio-économique, de conviction religieuse ou d'appartenance politique. Tous les patients, y compris les malades mentaux, les détenus et les personnes souffrant d'un handicap altérant leur capacité de communiquer, sont en droit de faire entendre, sans restriction, toutes les informations et les revendications concernant leur santé, du désir à être soigné, comme ils l'entendent au refus d'être soigné, tout simplement. Le patient est en droit d'attendre qu'on le soigne sans formuler de jugement sur son état, son mode de vie ou ses opinions.

[17] S. Viviana et M. Winckler, *Les droits du patient,* Paris, Fleurus, 2007.

Ce droit est constamment violé, car Yannick Jaffré et Jean Pierre Olivier de Sardan[18] ont montré que les malades sont soignés dans les structures de soins en fonction des relations parentales, amicales, du capital économique et culturel. Ils sont aussi maltraités, refoulés et soignés avec indifférence, comme l'ont montré Moussavou-Nzamba[19] et Mickolo[20].

6.10.3. Le droit à la confidentialité

Tout patient est en droit d'attendre que ce qui est dit au médecin ou que ce que celui-ci peut constater par ailleurs dans le cadre de son activité professionnelle, reste confidentiel et ne soit livré à quiconque, à l'exclusion des personnes prenant part aux soins et expressément désignées comme telles au patient. Le patient peut autoriser la divulgation de certains éléments confidentiels de sa vie à d'autres médecins, mais il doit y consentir explicitement (de préférence, par écrit). Il peut, en revanche, exiger que certaines informations restent confidentielles (séropositivité, maladie grave, violence subie et identité de la personne responsable, etc.).

---

[18] Y. Jaffré et J-P. Olivier de Sardan, *Une médecine inhospitalière. Les difficiles relations entre soignants et soignés dans cinq capitales d'Afrique de l'Ouest,* Paris, Karthala, 2003.

[19] Y. J. Moussavou, *L'indifférence envers les malades comme nouvelle forme de relation thérapeutique au service d'oxiologie du Centre Hospitalier de Libreville*, Libreville, UOB, Mémoire de Maîtrise en Sociologie, 2011.

[20] A. Mickolo, *''La maltraitance'' des malades par l'institution hospitalière. Cas du service d'oxiologie du Centre Hospitalier de Libreville*, Libreville, UOB, Mémoire de Maîtrise en Sociologie, 2011.

6.10.4. Le droit d'être informé

Tout patient est en droit de recevoir une information complète sur sa maladie, les explorations qui lui sont faites, les traitements proposés et existants. Ce droit comprend bien évidemment le droit d'accéder en permanence au dossier personnel contenant toutes ces informations (résultats d'examens, comptes-rendus d'hospitalisation, courriers échangés par les médecins) et d'en recevoir une copie. Si les médecins désirent échanger des informations confidentielles personnelles (leur opinion concernant le patient, par exemple), celles-ci ne doivent pas figurer dans le dossier, mais être échangées par une autre voie, afin de ne pas compromettre la liberté d'expression du médecin hors de la présence du patient. Aucune information détenue par le médecin ne peut être cachée au patient si elle le concerne directement, sauf si elle relève de la confidentialité envers un autre patient ou de l'opinion personnelle du médecin.

6.10.5. Le droit de consentir (ou non) aux examens ou aux traitements

Aucun traitement et aucune exploration ne peuvent être effectués sans le consentement éclairé du patient. Cette information doit porter, entre autres, sur la nature de la maladie, les bénéfices attendus des gestes ou traitements proposés, les risques éventuels qu'ils lui font courir, les alternatives possibles ; elle doit, en outre, décrire ce qui se passera si le patient refuse tel examen ou tel traitement. Aucun patient n'est tenu de se soumettre aux décisions d'un médecin ou d'une institution médicale. L'intimidation d'un patient, la menace, la tractation ou le chantage de quelque nature que ce soit sont interdits. Le patient peut changer d'avis à tout moment et donner ou retirer son consentement à sa guise.

6.10.6. Le droit de ne pas souffrir

Tout patient est en droit, avant tout diagnostic et dans la mesure du possible, d'être soulagé lorsqu'il souffre : il a le droit de demander à ce que l'on modifie son traitement s'il provoque des effets secondaires ; il a le droit de l'interrompre. Tout patient devrait pouvoir obtenir qu'on cesse sa réanimation en cas de coma, et qu'en cas de maladie terminale, on privilégie avant tout la qualité de vie. Il peut exiger de ne pas souffrir, même s'il refuse tout autre traitement que celui destiné à calmer la douleur ou les symptômes pénibles. Le traitement de la douleur ne doit jamais être retardé ni assujetti à l'acceptation ou au refus par le patient d'un autre traitement jugé nécessaire par le(s) médecin (s).

6.10.7. Le droit de faire une pause

Tout patient- qu'il soit mineur ou majeur- peut, directement ou par l'intermédiaire des personnes habilitées, demander qu'on réexamine sa situation médicale, le diagnostic formulé, les examens comme les traitements proposés ou mis en œuvre. Il a le droit de demander une « pause » dans les traitements pour reprendre les forces, réfléchir ou (re)faire le point ; il a le droit de demander autant d'avis médicaux qu'il le désire.

6.10.8. Le droit de demander réparation

Tout patient qui estime avoir subi des préjudices suite à une faute ou au comportement d'un médecin ou d'une institution médicale est en droit de demander réparation, via toutes les instances disponibles et de manière graduelle : médiation au sein d'une institution, commission spécifique de l'Ordre des médecins, compagnies d'assurances, tribunaux.

6.10.9. Droit d'être représenté

Tout patient doit pouvoir se faire représenter par la personne de son choix, dûment mandatée : ascendant, descendant, autre particulier, association de patients ou de consommateurs, avocat. Il peut demander à être accompagné ou assisté par cette personne lorsqu'il rencontre le médecin ou consulte son dossier médical, s'il pense ne pas pouvoir comprendre le contenu seul. C'est une démarche qu'il peut faire de son plein gré, à tout moment. Les patients devraient être représentés en permanence par une ou plusieurs personnes et/ou associations qualifiées au sein des institutions chargées de la santé : hôpitaux, Ordre des médecins, Ministère de la santé, facultés de médecine, agences nationales de la santé.

6.10.10. Le droit de partager

Tout patient doit pouvoir transmettre son expérience (positive ou négative), pour en faire profiter autrui. Il doit avoir le droit d'exprimer son contentement, son mécontentement ou simplement ses remarques pratiques concernant un professionnel de santé ou une institution médicale directement auprès de ceux-ci et des associations des patients. Les associations des patients devraient être encouragées à diffuser aux patients potentiels, sous réserve d'en avoir vérifié leur véracité, toutes les informations médicales ou juridiques qui peuvent leur être utiles.

Ces dix (10) droits concernent les malades dans leur généralité. Mais il y a aussi des droits spécifiques aux malades hospitalisés, handicapés, détenus, démunis et sans couverture sociale, aux patients mineurs, aux patients majeurs protégés, etc. Les droits des patients sont donc complexes. Les personnels de santé doivent les savoir afin de traiter humainement les malades dans les structures de soins.

Les malades ont aussi des devoirs ou obligations. Laude, Mathieu et Tabuteau[21] en dénombrent principalement trois :

6.11. Les obligations des patients

6.11.1. L'obligation de paiement des honoraires

Le patient a l'obligation de rémunérer son médecin (sauf en cas de gratuité des soins décidée par le gouvernement) en contrepartie de l'acte de soins.

6.11.2. L'obligation de collaboration

Le patient est tenu d'une obligation de collaborer, de révéler tous les symptômes de l'affection ainsi que l'ensemble des informations pertinentes pour élaborer le diagnostic. C'est d'ailleurs dans son strict intérêt. Il doit informer le médecin aussi précisément que possible de ses antécédents médicaux et familiaux.

Le patient est également tenu de l'obligation de suivre les conseils et les prescriptions de son médecin.

6.11.3. L'obligation d'observance

L'observance reflète l'adéquation entre les comportements des patients et les prescriptions médicales, ou se définit plus généralement comme l'acceptation de réaliser de manière répetée un ensemble d'actions recommandées dans un objectif de santé. Elle ne se limite pas au respect de la prise du traitement prescrit, mais concerne le fait d'entreprendre un traitement, ce qui inclut l'acceptation de se soumettre à un dépistage, ou de le poursuivre, mais

---

[21] A. Laude ; B. Mathieu et D. Tabuteau, *Droit de la santé,* Paris, PUF, 2007, PP. 374-3377.

aussi de prendre le traitement prescrit, selon la durée et la posologie indiquées.

Ces obligations ne sont pas toujours respectées par les patients du fait de leur ignorance. Les médecins aussi ont des droits et obligations envers les patients. On distingue : Les droits et obligations d'ordre déontologiques et les droits et obligations d'ordre contractuel.

6.12. Les droits et obligations des médecins

6.12.1. Les droits et obligations d'ordre déontologique

Les règles de déontologie ont une valeur réglementaire et imposent aux médecins de respecter certaines dispositions dont l'inobservance relève de la juridiction disciplinaire de l'ordre. Traditionnellement, les règles déontologiques se distinguent non seulement de l'éthique, mais aussi des règles de droit qui sont des normes générales et abstraites externes à la profession. Le non-respect d'une règle de déontologie médicale est constitutif d'une faute déontologique qui est de nature à être également appréhendée comme une faute d'ordre civil.

Les droits et obligations d'ordre déontologique qui s'imposent au médecin et relatifs aux patients sont nombreux. Il en est ainsi de l'obligation du médecin qui, dès lors qu'il a accepté de répondre à une demande du patient, doit s'engager à lui assurer personnellement des soins consciencieux, dévoués et fondés sur les données acquises de la science. Le médecin est, par ailleurs, tenu d'élaborer son diagnostic avec le plus grand soin, en y consacrant le temps nécessaire, en s'aidant dans toute la mesure du possible des méthodes scientifiques les mieux adaptées et, s'il y a lieu, de concours appropriés. Les prescriptions qu'il formule doivent être faites avec clarté. Le médecin doit également veiller à leur compréhension par le patient et son entourage et s'efforcer d'en obtenir la bonne exécution. Il est également tenu d'assurer la continuité des soins. Par ailleurs, nombre d'obligations déontologiques relatives à l'obligation d'information, de consentement, de respect de l'accès au dossier médical, initialement d'ordre déontologique, trouvent aujourd'hui leur fondement légal[22].

6.12.2. Les droits et obligations d'ordre contractuel

A côté de ces obligations déontologiques, le médecin est également tenu envers son patient d'obligations d'ordre contractuel. Par exemple, la Cour de cassation en France a consacré dans l'arrêt Mercier le principe de l'existence d'un contrat médical qui se forme entre le médecin et son patient. Ce contrat médical produit deux obligations : l'obligation de moyens et l'obligation de sécurité des résultats. Le médecin est tenu d'une obligation de prudence, de diligence : il s'agit d'une obligation de moyens et non de résultat. En effet, l'acte de soins est empreint d'un certain nombre d'aléas en fonction de la réceptivité du patient au traitement, de sa prédisposition à développer ou non certains effets secondaires au traitement, ce qui signifie qu'il ne pourrait donc être question d'imposer au médecin de guérir son patient. L'évolution de la jurisprudence a conduit à une généralisation d'une obligation de résultat à la charge du médecin et de l'établissement pour tout ce qui tient à la sécurité du malade, et notamment pour tout ce qui est relatif au matériel.

Comme les patients, peu de médecins connaissent et respectent leurs droits et obligations. La majorité les ignore, car ils ne les ont pas appris lors de leur formation médicale. Celle-ci était centrée essentiellement sur les as-

---

[22] A. Laude, B. Mathieu et D. Tabuteau op cit., P. 408.

pects techniques et médicaux. Elle ignorait les aspects juridiques et socioculturels de la santé et de la maladie. Mais cette formation s'est avérée aujourd'hui *« insuffisante pour prendre correctement en charge les différents aspects des problèmes de santé de leurs patients*[23] ».

Malgré tout, les pédiatres gabonais ont une identité professionnelle qu'ils défendent par la formation de leurs confrères, la création d'une association et par des actions de mobilisation pour soutenir un membre en difficulté. Ils représentent leur profession comme noble et utile, car ils sauvent la vie de nombreux enfants et soulagent la souffrance des parents. Mais ils considèrent que c'est l'Etat qui ne valorise pas leur métier du fait qu'il n'améliore pas leurs conditions de travail et leurs salaires.

---

[23] B. Dujardin, *Politiques de santé et attentes des patients,* Paris, Karthala, 2003, P. 96.

7. Recherche scientifique et féminisation de la profession

7.1. L'état de la recherche en pédiatrie au Gabon et ses difficultés

La recherche scientifique en pédiatrie est en plein développement comme l'affirme ce spécialiste : « *La recherche en pédiatrie au Gabon est en plein développement. Nous avons épuisé l'ensemble des recherches épidémiologiques qui consistaient à faire l'évaluation de la couverture vaccinale ou à étudier la prévention de la malnutrition. Actuellement, nous menons des recherches pointues sur des maladies infantiles rares* ».

Mais deux types de recherches pédiatriques s'effectuent au Gabon : la recherche clinique et la recherche phytosanitaire. La recherche clinique est basée sur les observations longitudinales (sur une longue période) des maladies dans les structures de soins. La recherche phytosanitaire, quant à elle, consiste à traiter certaines maladies en mélangeant les plantes médicinales avec les traitements pharmaceutiques. C'est le cas de l'épilepsie, de la drépanocytose, etc.

Toutefois, les pédiatres chercheurs sont confrontés à des difficultés financières et matérielles pour effectuer correctement leurs recherches comme ils l'ont exprimé eux-mêmes : « *Nous rencontrons d'énormes difficultés pour effectuer nos recherches. Elles sont d'ordre financier et matériel. Est-ce que vous savez que pour réaliser une action, il faut mobiliser des ressources humaines, financières et matérielles ? Concernant les ressources humaines, il y en a. Mais les ressources financières et matérielles manquent cruellement. Nous n'arrivons pas à réaliser des simples tests faute de matériels. La recherche est faiblement financée* ».

Effectivement, les crédits que le Gouvernement consacre à la recherche de façon générale sont dérisoires : 6 000 000 FCFA (9 160,30 euros) seulement sont alloués aux centres de recherches. Mais ces maigres crédits sont malheureusement mal gérés par les responsables des centres de recherches. Pour rationaliser la gestion des crédits, le Gouvernement « *a proposé l'adoption du principe d'allouer ces crédits désormais, non pas aux centres de recherches, mais à des projets de recherche s'intégrant dans des programmes nationaux. Comme l'Etat ne saurait assurer seul durablement le financement de la recherche, il devient impératif pour les centres et instituts de développer aussi une politique de diversification de leurs sources de financement. La seconde action de réforme vise les structures et les équipements. L'existence de véritables structures spécialisées de recherche au niveau des universités apparaît comme un luxe par rapport aux activités pédagogiques. Cela est en contradiction avec l'esprit des textes, qui font de la recherche le soubassement de l'enseignement supérieur. Il a donc été proposé que les Facultés et grandes Ecoles et les départements où la recherche est un support indispensable pour l'activité pédagogique soient dotés de laboratoires adéquats. La troisième action de réforme vise la pertinence, la gestion et l'évaluation des projets de recherche. En effet, les projets isolés ont l'inconvénient de ne pas pendre suffisamment en compte les besoins fondamentaux du pays. C'est pourquoi la première condition pour agréer désormais le financement d'un projet par l'Etat devrait être celle de sa pertinence réelle, c'est-à-dire de son intérêt par rapport aux priorités de développement, en particulier économique et social. Sans exclure donc les projets individuels, les projets collectifs seront privilégiés, afin d'encourager la recherche en équipe y compris pluridisciplinaire, sous la supervision d'un directeur scientifique. Du point de vue de l'évaluation, il a été proposé que la gestion de ces projets s'échelonne sur trois ans, avec une première évaluation à mi-parcours. Le renouvèlement du financement sera fonction des résultats au moment de l'évaluation finale. Une dernière action de réforme devrait viser notre politique de promotion de la recherche et de motivation de chercheurs, dont le constat aujourd'hui est plutôt mitigé. La production scientifique gabonaise, par exemple, reste davantage liée aux efforts personnels, qu'à un véritable environnement scientifique propice. A ce sujet, il faut saluer l'institution d'une année sabbatique tous les quatre ans, pour permettre aux enseignants ou chercheurs de se renouveler et d'accroître leur potentiel de publications. De même, des moyens importants sont périodiquement investis dans les concours interafricains du CAMES (agrégation de médecine, droit et sciences économiques, etc., »*[1].

Cet extrait, du rapport sur l'enseignement supérieur au Gabon, met en lumière toutes les difficultés auxquelles est confrontée la recherche scientifique de façon générale. La principale difficulté est l'insuffisance des sources de financement. Le seul financier est l'Etat qui, malheureusement ne peut plus supporter « durablement le financement de la recherche ». C'est pourquoi il demande aux centres de recherche de trouver d'autres partenaires qui peuvent en charge leurs travaux. Mais l'Etat préfère financer des projets de recherches orientés vers le développement du pays. L'Etat

[1] A. Mignot, *Rapport sur l'enseignement supérieur au Gabon,* 1999, 18p.

propose également d'évaluer les projets de recherches afin de renouveler les crédits. Pour motiver les recherches, il a institué les années sabbatiques afin de permettre aux enseignants et chercheurs de se recycler et d'augmenter leurs publications.

En dépit de ces difficultés, les pédiatres gabonais s'attèlent à effectuer leurs recherches et à les publier dans des revues internationales. Mais leur production scientifique reste encore insuffisante.

7.2. Une production scientifique modeste

La production scientifique des pédiatres gabonais est modeste. Les principaux travaux sont centrés sur les causes de la mortalité et de la morbidité infantile et la prévalence de certaines maladies. C'est dans le cadre de cette orientation qu'Okouoyo, pédiatre, assistant chef de clinique au Centre Universitaire des Sciences de la Santé (CUSS) et ancien Directeur de l'Hôpital pédiatrique d'Owendo, a mené une étude rétrospective de 1977 à 1980 sur la mortalité globale dans cette structure en se basant sur les statistiques d'enregistrement des malades à l'entrée et à la sortie. Au cours de cette période de trois ans, 8975 enfants malades étaient admis dont 508 décès étaient constatés (soit un taux de mortalité de 5,66%). Les causes de cette mortalité étaient attribuables aux maladies infectieuses (44,39%), aux conséquences d'une naissance prématurée (24,66%), à des affections digestives (9,97%), neurologiques (6,98%), à des anomalies congénitales et polymalformatives (5,91%), à des anémies (4,52%) et à des carences alimentaires (3,57%)[2].

[2] E. Okouoyo, « La mortalité infantile globale à l'Hôpital pédiatrique d'Owendo de 1977 à 1980 » in *Médecine d'Afrique noire, NG Com-Santé Tropicale*, n°29, p. 11-15.

Cette recherche reste à notre connaissance la seule qui se soit consacrée à la mortalité des enfants de 0 à 16 ans de façon détaillée et approfondie. A la suite de cette étude, A. Ondo et *al*[3], ont aussi effectué une enquête sur la prévalence de la malnutrition protéino-énergétique dans les trois grandes formations hospitalières de Libreville (Centre hospitalier de Libreville, Hôpital pédiatrique d'Owendo, Hôpital régional de Mélen). Cette enquête menée en 1983 et publiée dans la revue *Médecine d'Afrique noire,* n°30, a montré que la prévalence de la malnutrition protéïno-énergétique était de 5,12% à l'Hôpital régional de Mélen, de 3,34% au Centre Hospitalier de Libreville et de 1,41% à l'Hôpital pédiatrique d'Owendo. Quant aux aspects étiologiques de la malnutrition protéïno-énergétique, les auteurs ont montré que cette maladie est le fait d'un environnement caractérisé par la pauvreté matérielle, sociale et culturelle (familles nombreuses et absence de planning familial, faible pouvoir d'achat, manque d'éducation scolaire, mauvaise habitudes alimentaires, inaccessibilité à l'éducation sanitaire, action incomplète des services de protection maternelle et infantile). Ils ont proposé qu'on pourrait la prévenir en ajustant des allocations familiales au coût de la vie, par une meilleure information et éducation sanitaire touchant les masses, par un renforcement de l'action des SMI et par un aboutissement à l'autosuffisance alimentaire grâce à une meilleure stratégie dans le développement de l'agriculture et de l'élevage.

En 1985, M. Kombila et *al*[4]., ont focalisé leurs recherches sur les étiologies des gastroentérites aiguës

---

[3] A. Ondo et *al.,* « Prévalence de la malnutrition protéino-énergétique. A partir d'une enquête hospitalière multicentrique à Libreville » in *Médecine d'Afrique noire,* Tome 30, n°8 et 9, 1983, p. 373-375.

[4] M. Kombila et *al.,* « Etiologies des gastroentérites aiguës infantiles au Gabon » in *Bulletin de la Société de Pathologies Exotiques,* n°78, 1985, p. 290-295.

infantiles c'est-à-dire des diarrhées survenues brusquement et de façon isolée chez des enfants au transit digestif normal. L'étude excluait les nouveau-nés, les diarrhées survenues lors des rougeoles, les diarrhées chroniques de l'enfant, habituellement au cours des malnutritions ou de certaines parasitoses. La recherche a montré que les causes des gastroentérites aiguës infantiles au Gabon sont essentiellement les rotavirus (11 à 30%) chez le jeune enfant, les salmonelles (11,4%), les shigelles (7,1%) et l'entamoeba histolyca (7,1%) isolée ou en association avec une bactérie entéropathogène. Les autres étiologies sont : colibacilles (3%), giardia et anguillules (1,4%), yersinia enterocolitica (1%) et balantidium coli (0,5%).

En 1986, E. Engohan et *al*[5]., ont consacré leur étude sur les cas des enfants qui viennent en consultation au Centre hospitalier de Libreville pour des accès palustres. En procédant par des examens parasitologiques sur frottis sanguin de 500 enfants de 3 mois à 7 ans. Les résultats de cette recherche ont montré que 29,2% d'entre eux étaient porteurs d'hématozoaires. Le plasmodium falciparum avec 96,7% était l'espèce la plus représentée. Les signes cliniques les plus liés à la maladie étaient les tremblements, la fièvre et les céphalées.

J. Koko et *al*[6]., de leur côté, ont effectué une recherche rétrospective sur 9 cas d'enfants hospitalisés au service de pédiatrie de l'Hôpital pédiatrique d'Owendo pour la trypanosomiase humaine. L'étude a débuté le 1er janvier 1989 et s'est achevée le 31 décembre 1994. Sur les 9 dossiers d'enfants, 2 ont été jugés inexploitables. Parmi les 7 dos-

---

[5] E. Engohan et *al.*, « Paludisme au Gabon. Etude de 500 enfants fébriles de Libreville » in *Bulletin de la Société de Pathologies Exotiques,* n°79, 1986, p. 284-287.

[6] J. Koko et *al.*, « Trypanosomiase humain africain chez l'enfant. Expérience d'un service de pédiatrie à Libreville, Gabon » in *Parasitologie, Cambridge University Press,* n°1795, 1996, p. 278-299.

siers exploités, il y avait 5 garçons et 2 filles âgés de 4 à 17 ans. Tous les malades retenus ont subi une recherche de trypanosomes dans le sang par centrifugation en tube capillaire (CTC) et dans le liquide céphalorachidien (LCR) par examen du culot de centrifugation, ainsi que d'un diagnostic immunologique.

Les résultats de l'étude ont montré que les lieux de contamination étaient Libreville (3 cas) et Port-Gentil (3 cas). Pour 4 des 5 patients symptomatiques, le délai du diagnostic allait de 2 à 9 mois. Les signes les plus fréquents étaient : somnolence diurne (4 cas), troubles neurologiques (4 cas), troubles psychiques (5 cas), asthénie (3 cas), amaigrissement (3 cas), fièvre (3 cas). Le sérodiagnostic était positif dans tous les cas. Le parasite a été mis en évidence 4 fois dans le sang et le liquide céphalorachidien 3 fois uniquement.

Après analyse du LCR, 6 enfants étaient en phase méningo-encéphalitique. 6 malades ont été traités au mélarsoprol et 1 par éflornithine. La tolérance et la réponse au traitement ont été bonnes dans 6 cas. 3 enfants ont présentés des séquelles à la sortie. Aucun n'a pu être revu.

En novembre 2004, A. Moussavou Mouyama et *al*[7]., ont porté à la connaissance du grand public les résultats de leur étude rétrospective sur les cancers de l'ovaire chez la jeune fille au Gabon. Le but de la recherche était de prouver l'existence des cancers de l'ovaire chez la jeune fille et d'en décrire les différentes variétés histologiques. 30 filles de 7 à 12 ans ont été répertoriées. L'étude a montré que les tumeurs germinales sont les plus fréquentes (47% des cas),

[7] A. Moussavou Mouyama et *al.*, *« Les cancers de l'ovaire chez l'enfant au Gabon. Etude rétrospective sur 20 ans »* in *Médecine d'Afrique noire, NG Com-Santé Tropicale,* Tome 51, n°11, 2004, p. 571-574.

suivies des lymphomes de burkitt (45,3%), des tumeurs épithéliales (8,7 cas).

Ces quels que travaux que nous venons de présenter montrent que la recherche en pédiatrie au Gabon s'effectue malgré l'insuffisance des moyens financiers et matériels. L'Etat gabonais ne finance pas assez la recherche. Il met à la disposition de chaque université cent (100 000 000) millions pour financer les centres de recherche. Et ce sont les recteurs qui les repartissent entre les centres de recherche ou les laboratoires. Mais cette répartition est généralement inégalitaire car, il y a des centres qui reçoivent plus d'argent que d'autres.

7.3. La prédominance féminine en pédiatrie

Au Gabon, la pédiatrie est une profession où les femmes sont surreprésentées. Nous pouvons donc parler d'une prédominance féminine de cette profession comme le montrent nos données d'enquête dans les structures de soins par province : Estuaire (10 hommes, 15 femmes), Haut-Ogooué (1 homme, 1 femme), Moyen-Ogooué (0 homme, 0 femme), Ngounié (0 homme, 0 femme), Nyanga (0 homme, 1 femme), Ogooué-Ivindo (0 homme, 2 femmes), Ogooué-Lolo (0 homme, 2 femmes), Ogooué-Maritime (2 hommes, 1 femme), Woleu-Ntem (1 homme, 1 femme), soit un total de 37 pédiatres (14 hommes contre 23 femmes).

On note non seulement une domination numérique des femmes, mais aussi une inégale répartition des pédiatres sur l'étendue du territoire national. La province de l'Estuaire concentre plus de la moitié des pédiatres alors que d'autres provinces comme le Moyen-Ogooué et la Ngounié n'en disposent pas.

L'inégale répartition des pédiatres sur l'étendue du territoire s'explique par leur refus d'aller exercer à l'intérieur du pays pour différentes raisons (insuffisance des structures d'accueil et d'encadrement scolaire ; les difficultés de perception des salaires, etc.).

Pour les femmes pédiatres interrogées, elles choisissent massivement cette spécialité tout simplement parce que leur statut de femme les prédispose à mieux comprendre les problèmes sanitaires des enfants que leurs confrères hommes : « *La pédiatrie c'est la mère et l'enfant. S'il y a beaucoup de femmes en pédiatrie, c'est parce que le problème des enfants concerne d'abord les femmes. En tant que mère, nous comprenons mieux les problèmes des enfants que nos collègues hommes* ». Ou encore : « *S'il y a beaucoup de femmes que d'hommes en pédiatrie c'est parce que nos malades sont des enfants. C'est par amour envers les enfants que j'ai choisi de me spécialiser en pédiatrie* ».

Dans ces déclarations, il y a sans doute une reconnaissance implicite de la pédiatrie comme une profession féminine. Les témoignages suscités tentent de reproduire les clichés décrits par nombre de féministes, à savoir la prise en charge quasi « naturelle » des enfants et de leurs problèmes par la femme-mère. Ces déclarations rejoignent les analyses de Tursz[8] effectuées sur le rôle des femmes en pédiatrie. L'auteur affirme que « le fait d'être une femme joue un rôle considérable dans l'établissement d'un lien avec les familles. La pédiatrie représente un des rares domaines professionnels où c'est clairement un avantage. J'ai entendu nombre de familles classer, par ordre décroissant de confiance possible accordée à un médecin : une femme, un homme père de famille, un homme sans enfant. Le fait que la mère de l'enfant consultant se sente sponta-

---

[8] A. Tursz, Préface à J. Cook et J-P. Dommergues (éds), *L'enfant malade et le monde médical. Dialogue entre famille et soignants,* Paris, Syros/Centre International de l'Enfance, 1993, p. 11-17.

nément plus à l'aise avec une femme mariée et mère de famille indique bien la nature du lien parents-pédiatres, véritable complicité ».

La féminisation de la pédiatrie au Gabon semble donc répondre à ce schéma culturel de la femme-mère, source d'affection et de tendresse dont ont besoin les parents et leurs patients pour enclencher le processus psychosomatique de la guérison. Cette perception du métier de pédiatre, en rapport avec les canaux culturels de production de la femme, a donné lieu à un certain nombre de phénomènes sociaux dont voici quelques-uns :

-La domination de la femme sur l'homme. Elle ne renverse pas l'ordre traditionnel qui confère à l'homme un pouvoir, une autorité sur la femme. Elle traduit ici la reproduction des rapports sociaux de sexe dans le champ médical ou mieux une dynamique dans le champ de la santé longtemps dominé par les hommes.

-La féminisation de la pédiatrie. Elle peut amener les mères à préférer les consultations de leurs consœurs pédiatres plutôt que celles des hommes : « *Je préfère que mon enfant soit consulté par une femme pédiatre plutôt qu'un homme car, la femme est au départ une mère d'enfants et lorsqu'elle est en face de vous, elle essaie de jouer son rôle de mère. Elle se montre très compréhensive. La femme est beaucoup plus attentive avec les enfants et avec la mère qui les accompagne. Le dialogue se passe bien* ». Ou encore : « *Je préfère qu'une femme pédiatre me reçoive qu'un homme car la femme peut bien me conseiller en me disant : « ma sœur il faut bien garder les enfants. Il faut tremper les habits de l'enfant dans l'eau de javel avant de les laver. L'homme ne pourra pas me donner ces conseils-là. Il se contentera de me prescrire l'ordonnance* ».

Ces mères établissent le lien entre la femme-mère la femme pédiatre. Cette double identité, condensée dans la fonction de pédiatre, joue sur leurs préférences et les orientent plus facilement vers les femmes pédiatres qui paraissent mieux placées pour la prise en charge de la maladie de l'enfant, à la fois sur le plan médical et sur le plan affectif. C'est dans cette double identité que les mères se trouvent rassurées dans la mesure où elles ont l'impression de communiquer avec les autres mères.

Majoritaires dans la profession, les femmes pédiatres se limitent aux activités médicales mais se désintéressent aux activités pédagogiques et de recherche. Les charges familiales et domestiques sont considérées par les femmes pédiatres comme les principaux obstacles à leurs carrières d'enseignement et de recherche car, en tant que femmes, elles sont plus impliquées que les hommes aux tâches domestiques (faire la cuisine, le ménage) et l'éducation des enfants (les emmener et les récupérer à la sortie de l'école) : « *Je n'ai pas voulu faire une carrière d'enseignante parce que j'ai beaucoup d'enfants* ». Les hommes s'investissent peu et consacrent la majeure partie de leur temps à leur activité professionnelle. Il est donc difficile à ces femmes de concilier les soins aux enfants dans les hôpitaux, la recherche, l'enseignement et les tâches domestiques.

Toutefois, ces femmes recourent aux personnes extérieures pour s'occuper des tâches domestiques et le suivi scolaire des enfants : « *Nous avons recruté une nourrice pour s'occuper de notre enfant pendant que nous sommes à l'hôpital. Nous avons également embauché une ménagère et un répétiteur pour faire des leçons aux enfants à la maison* ».

Compte tenu de cette double charge (travail domestique et travail hospitalier), l'enseignement et la recherche constituent une contrainte supplémentaire, surtout que ce sont des activités très prenantes : « *La recherche et l'enseignement demandent beaucoup de temps et un tra-*

vail énorme. Il faut encadrer les étudiantes et préparer les cours à chaque fois. Ce n'est pas un travail facile. Il faut être vraiment disponible ». Ou encore : « *En pédiatrie, la recherche est basée sur des pathologies données. Alors, il faut suivre des malades sur une longue période, dépouiller et analyser les résultats, etc. C'est vraiment un travail fastidieux. Il faut être patient. Après, il faut rédiger les articles pour publier les résultats. C'est encore un autre travail. Ce sont toutes ces contraintes qui nous empêchent de nous lancer dans la recherche* ».

Le désengagement des femmes pédiatres pour l'enseignement et la recherche est renforcé par l'insuffisance des cadres institutionnels (la construction des centres de recherches, les centres hospitaliers universitaires) le manque de financement des projets de recherche par les pouvoirs publics.

8. Les structures syndicales et associatives de la profession

Les pédiatres gabonais sont membres des différentes structures syndicales et associatives qui soutiennent et défendent leurs intérêts. Ces structures sont : l'Ordre national des médecins du Gabon, le Syndicat des médecins du Gabon et la Société Gabonaise de pédiatrie.

8.1. L'Ordre national des médecins du Gabon

L'Ordre national des médecins du Gabon a été créé en 2002 par voie décrétale. C'est un organe consultatif en matière de santé et délibérant car il statut et rend des décisions sur des cas de faute professionnelle ou d'indiscipline de ses membres. De ce fait, il veille aux principes de moralité, de probité et de dévouement, indispensables à l'exercice de la médecine, et à l'observation par tous les membres des devoirs professionnels édictés par le code de déontologie. Il défend l'honneur et l'indépendance de la profession médicale et veille également à l'amélioration des conditions d'exercice des médecins membres. Ces développements sur les missions de l'Ordre des médecins sont attestés par les médecins que nous avons rencontrés : « *L'Ordre des médecins a été créé pour regrouper tous les médecins civils ou militaires exerçant sur le territoire national, exceptés les médecins étrangers qui exercent dans le cadre des ONG. Son rôle est de veiller au respect des principes, aux devoirs professionnels et à la défense de l'indépendance de la profession »*. Ils considèrent l'Ordre comme l'œil et el gendarme de l'Etat : « *L'Ordre des médecins est l'œil technique qui permet de contrôler et de vérifier l'authenticité des diplômes. C'est le gendarme de l'Etat »*.

Réfléchissant également sur le rôle joué par l'Ordre des médecins en France, le médecin Français J. Terquem affirme : « *son rôle est triple : administratif (inscription au Tableau, vérification des diplômes, qualification), disciplinaire et éthique. A ce titre, il est garant du Code de déontologie et de la morale professionnelle, juge les médecins (Conseil Régional en première instance, Conseil national en appel) et inflige des sanctions qui peuvent aller jusqu'à la radiation, et conseille ou alerte les pouvoirs publics sur les problèmes éthiques liés à l'exercice de la profession ; L'inscription à l'Ordre, la cotisation sont obligatoires »*[1].

Au Gabon également, l'Ordre des médecins joue les mêmes rôles car sa création est d'inspiration française. Mais pour accomplir ses missions, il s'est doté d'un organe spécial dénommé le Conseil national de l'Ordre des médecins. Ce Conseil est composé de six membres élus par l'assemblée générale des médecins inscrits au tableau, et de deux suppléants élus dans les mêmes conditions. Les six membres qui composent le bureau sont ainsi répartis : un président, un vice-président, un secrétaire général, un secrétaire général-adjoint, un trésorier et un trésorier-adjoint.

Si statutairement l'Ordre des médecins gabonais est le garant de la déontologie professionnelle, le contrôleur et le

---

[1] J. Terquem, *Les médecins dans la société française,* Paris, Economica, 1992, p. 37-38.

vérificateur des diplômes, le juge et le censeur, le gendarme et l'œil des pouvoirs publics, mais sur le plan pratique, il est inefficace et inaudible face à la multiplication, dans les quartiers de Libreville, des structures de soins non-conformes aux normes médicales, aux manquements professionnels de certains médecins (réception préférentielle des malades dans les structures de soins, détournement du matériel des structures de soins publiques pour alimenter leurs cliniques privées, transferts des malades vus dans les hôpitaux publics dans leurs cliniques, etc.,). Son laxisme remet en cause sa crédibilité.

8.2. Les structures syndicales

A côté de cet Ordre des médecins, se sont créés, plusieurs syndicats, dans le secteur de la santé auxquels les pédiatres ont librement adhéré. On peut citer par exemple : l'Association des médecins du Gabon, l'Association des Femmes médecins, le Syndicat national des personnels de santé (SYNAPS), Hippocrate, etc.

Ces syndicats ont, statutairement, pour mission de défendre les intérêts de leurs membres. Et ils le font à travers les contestations permanentes, les mouvements de grève dont les maîtres mots sont : amélioration des conditions de travail, augmentation des salaires, versement des primes et d'astreintes. Sans être représentatifs, ces syndicats sont beaucoup plus des forces de contestation et de revendication que de véritables forces de proposition car ils « s'opposent plus qu'ils ne proposent, n'ont pas de remède devant les réalités socio-économiques qui s'imposent aux pouvoirs publics ».

8.3. La Société Gabonaise de Pédiatrie (SOGAPED)

Pour se distinguer des autres spécialistes de la santé, les pédiatres ont créé, en 1987, la Société Gabonaise de Pédiatrie (SOGAPED). C'est une société savante qui est dirigée par un bureau, élu pour un mandat de trois ans, composé d'un président, de deux vices présidents, de deux secrétaires généraux et d'un trésorier.

Ces missions sont essentiellement scientifiques, consistant à organiser des séminaires, des conférences et des colloques. Depuis sa création, a déjà organisé plusieurs congrès internationaux. Par exemple, du 20 au 22 novembre 2003, a organisé à Libreville son premier congrès sur la chirurgie pédiatrique qui a vu la participation de près de 300 invités venus de tous les pays d'Afrique, de Madagascar et de France. Les participants ont planché sur la chirurgie néonatale et la possibilité de sa pratique en Afrique. Cette thématique a permis aux pédiatres gabonais, d'échanger avec leurs homologues Français chez qui, la chirurgie pédiatrique est bien développée. Ces assises ont mis un accent particulier sur la recherche clinique ainsi que sur la promotion des nouvelles technologies dans la prise en charge des malformations congénitales. Les participants ont révélé l'existence d'une chirurgie pédiatrique en Afrique francophone : une chirurgie qui éprouve une énorme envie de s'affirmer au sein des structures hospitalières pas toujours adaptées. Les congressistes sont arrivés à la conclusion qu'avec un peu de moyens et de volonté politique, l'on peut progressivement organiser une chirurgie pédiatrique de très bon niveau en Afrique.

Ce congrès a révélé l'une des spécificités de la pédiatrie africaine en générale et gabonaise en particulier. Une pédiatrie qui a du mal à faire émerger des sous spécialités telles que la pédiatrie néonatale, la pédiatrie psychiatrique, faute de spécialistes et des structures de soins adaptées. Le développement des sous spécialités demande, de la part des pouvoirs publics, la formation du personnel qualifié et la construction des établissements sanitaires appropriés.

Du 6 au 12 décembre de la même année, la SOGAPED a également organisé un autre congrès sur la fièvre prolongée de l'enfant en milieu tropical. Sur cette thématique, les congressistes voulaient sensibiliser les parents sur la nécessité de se rendre à un service de santé en cas de fièvre prolongée de l'enfant. Parmi les infections à l'origine de ce symptôme, les conférenciers ont mis l'accent sur le paludisme. De l'avis de ces derniers, son traitement était devenu difficile depuis l'apparition de la résistance à la chloroquine. Ils ont donc suggéré que l'accent soit mis sur le traitement préventif.

La création de cette société savante est un moyen pour les pédiatres gabonais de consolider leur unité professionnelle à travers l'organisation des rendez-vous scientifiques, d'échanger avec leurs homologues et d'actualiser leurs connaissances. Mais elle est aussi une stratégie pour rendre visite leur profession.

CONCLUSION

L'avènement de la pédiatrie au Gabon remonte à la période coloniale par l'intermédiaire des médecins militaires coloniaux, des missionnaires et des infirmières du berceau. Envoyés au Gabon pour soigner prioritairement les troupes coloniales dont la santé était menacée par les épidémies et les endémies tropicales, les médecins coloniaux ont étendu progressivement leurs soins aux populations indigènes et particulièrement aux enfants afin de réduire le taux très élevé de mortalité et de morbidité. Mais les médecins coloniaux leur administraient des traitements contre le paludisme, la rougeole, la tuberculose, la varicelle, la coqueluche, le tétanos, la trypanosomiase, la lèpre, sans tenir compte de leurs âges, de leurs poids, ni de leurs maladies spécifiques. Les médecins coloniaux se souciaient des spécificités ethniques et raciales que des individualités infantiles. Dans leur imaginaire, les enfants n'avaient d'existence que par rapport à leur groupe ethnique d'appartenance. Ils se préoccupaient également de lutter contre les us et coutumes des mères considérés comme pathogènes, la médecine traditionnelle perçue comme irrationnelle et inefficace et la réduction de la mortalité infantile.

Dans leur combat contre la baisse de la mortalité infantile et plus largement des populations gabonaises, les médecins coloniaux manquaient de personnels. Ce déficit leur sera comblé par l'intervention des missionnaires et des infirmières du berceau de l'enfant gabonais. Les missionnaires catholiques et protestants les aidaient aussi en dispensant des soins aux enfants. Ceux qui fréquentaient leurs établissements étaient les plus bénéficiaires. Mais ils considéraient les enfants malades comme des ''petits païens'' qu'il fallait convertir pour les détacher du paganisme de leurs parents et en faire des bons chrétiens qui devraient continuer l'œuvre. Ils prenaient également en charge et de façon spécifique, l'éducation et la santé des enfants métis.

Parallèlement aux actions médico-religieuses des missionnaires, les infirmières du berceau menaient des actions médico-sociales auprès des familles et des enfants en les prenant comme des personnes qui non seulement avaient besoin des soins, mais aussi d'une assistance sociale et matérielle. Ainsi, administraient-elles des soins aux tout petits, leur distribuaient des vêtements et prodiguaient des règles d'hygiène et de puériculture à leurs mères.

Mais la pédiatrie ne s'est professionnalisée qu'avec les autorités politiques gabonaises postcoloniales qui ont considéré les enfants comme des personnes ayant leurs propres maladies et nécessitant une prise en charge spécifique. Cette nouvelle conception des enfants les oblige à envoyer les Gabonais en Europe pour subir une formation en pédiatrie, à ouvrir un CES de pédiatrie au Gabon en 1984 pour former localement les pédiatres, à étendre la construction des centres de Protection Maternelle et Infantile (PMI) dans tout le pays, à construire des services et des hôpitaux spécialisés pour soigner séparément les enfants de leurs parents, à intensifier les actions de vaccination et à prendre des mesures juridiques en faveur de la protection de la santé maternelle et infantile.

En dépit de toutes ces actions, la pédiatrie gabonaise reste marquée par des taux de mortalité et morbidité très élevés et une faible couverture vaccinale. Cette spécialité médicale connait également quelques obstacles qui bloqueraient son développement, à savoir : l'insuffisance des structures de soins pour accueillir les nouveaux pédiatres en formation, l'insuffisance des salaires et des primes correspondant à leur niveau de formation, l'insuffisance de financements des laboratoires et des projets de recherche, le manque des moyens techniques, l'absence des mesures incitatives, les titularisations tardives et le manque d'une véritable politique en faveur de la mère et de l'enfant.

Malgré ces difficultés, les pédiatres s'attèlent à soigner les enfants dans les hôpitaux. Ils considèrent leur profession comme étant un métier noble et utile, car ils sauvent les vies de nombreux enfants et soulagent les parents. Ils s'attèlent également à la défendre en formant leurs confrères à l'Université des Sciences de la Santé (USS), en créant une association (la Société Gabonaise de Pédiatrie) qui leur donne plus de visibilité par l'organisation des colloques et des conférences, et en manifestant pour soutenir un confrère, lorsqu'il est mis en difficulté.

Les pédiatres gabonais ont une identité professionnelle qui se construit par la formation théorique et pratique reçue et par l'expérience qui s'acquiert au fil des années d'exercice.

RÉFÉRENCES BIBLIOGRAPHIQUES

Abbot, A., *The system of professions. An essay of the division of expert labor, Chicago and London,* The University of Chicago Press, 1988.

André, M. (sœur), *La condition humaine en Afrique,* Paris, Grasset, 1953.

Archives Nationales du Gabon (ANG), *Les politiques sanitaires et sociales du gouvernement (1963-1965), Dossier n° 408,* 215P.

Audibert, A., *Le service social en Afrique francophone dans une perspective de développement, Thèse de doctorat de 3ème cycle en Histoire,* Université Paris I Panthéon-Sorbonne, 1977.

Bado, J-P., *Médecine coloniale et grandes endémies en Afrique,* Paris, Karthala, 1996.

Berger, P. et Luckmann, T., (éds), *La construction sociale de la réalité*, Paris, Méridiens, Klincksieck, 1986.

Bibeau, G., « The circular semantic network in Ngbandi disease nosology » in *Social Science and medicine,* 15b, 1981, PP. 295-307.

Bonnet, D. et Jaffré, Y. (éds), *Les maladies de passage. Transmissions, préventions et hygiène en Afrique de l'Ouest,* Paris, Karthala, 2003.

Bonnet, D., « Présentation. La notion de négligence sociale à propos de la malnutrition de l'enfant » in *Sciences sociales et santé*, vol. 14, n°1, mars, 1996, p. 5-16.

Bounda, J.Y., *L'apport des plantes médico-magiques dans la thérapeutique des maladies socioculturelles chez les Vungu du Sud Gabon,* Libreville, Mémoire de Maîtrise en Anthropologie, 2011.

Bourdelais, P. et Faure, O, (éds), *Les nouvelles pratiques de santé XVIIIè-XXème siècle,* Paris, Berlin, 2005.

Brodin, M., Dommergues, J-P., et *al., « L'enfant et la société »* in *Société Française de Pédiatrie, Assises Nationales de Médecine de l'Enfant*, Paris, Doin, 1995.

Cheveneau (médecin général), *Le paludisme et la population indigène. Rapport médical annuel,* Institut de Médecine Tropicale du Service des Armées (IMTSSA), boîte n° 120, 1935.

Clavreul, J., *L'ordre médical*, Paris, Seuil, 1978.

De Boitelle, « Influence du milieu et des conditions générales de vie sur la santé et le développement de l'enfant africain » in *Les problèmes de l'enfance dans les pays tropicaux,* Colloque organisé par le Centre International de l'Enfance, Brazzaville, 1952, p. 115-117.

Desclaux, A., « De la mère responsable et coupable de la maladie de son enfant » in J. Benoist (éd), *Soigner au pluriel. Essai sur le pluralisme,* Paris, Karthala, 1996.

Diallo, Y., « pauvreté et maladie » in Y. Jaffré et J-P. Olivier de Sardan (éds), *Une médecine inhospitalière. Les difficiles relations entre soignants et soignés dans cinq capitales d'Afrique de l'Ouest,* Paris, Karthala, 2003, p. 157-216.

Dubar, C. et Tripier, P., *Sociologie des professions,* Paris, Armand Colin, 1998.

Dubar, C., *La socialisation. Construction des identités sociales et professionnelles*, Paris, Armand Colin, 1998.

Dujardin, B., *Politiques de santé et attentes des patients*, Paris, Karthala, 2003.

Engohan, E et *al.,* « Paludisme au Gabon. Etude de 5000 enfants fébriles de Libreville » in *Bulletin de la Société de Pathologies Exotiques, Société de Pathologies Exotiques,* n°79, 1986, p. 284-287.

Enquête Démographique et de santé, *Rapport de synthèse, 2000.*

Etienne, J., Bloess, F., et *al., Dictionnaire de sociologie. Les notions, les mécanismes et les auteurs,* Paris, Hartier, 1997.

Fainzang, S., *Médicaments et société. Le patient, le malade et l'ordonnance,* Paris, PUF, 2001.

Fassin, D., « Maladie et médecines » in D. Fassin et Y. Jaffré (éds), *Sociétés, développement et santé,* Paris, ELLIPSES/AUPELF, 1990, p. 38-49.

Freidson, E., *La profession médicale,* Paris, Payot, 1984.

Gaulène, J (médecin commandant), *Rapport médical annuel,* Institut de Médecine Tropicale du Service des Armées (IMTSSA), boîte n° 95, 1957.

Gaulène, J. (médecin commandant), *Rapport médical annuel,* Institut de Médecine Tropicale du Service des Armées (IMTSSA), boîte n° 95, 1931.

Gobatto, I., *Etre médecin au Burkina Faso. Dissection sociologique d'une transplantation professionnelle*, Paris, L'Harmattan, 1999.

Good, B., *Comment faire de l'anthropologie médicale ? Médecine, rationalité et vécu*, Paris, Institut Synthélabo pour le progrès de la connaissance, 1998.

Hall, O., « Les étapes d'une carrière médicale » in C. Herzlich (éd.), *Médecine, maladie et société,* Paris, Mouton, 1970.

Herzlich, C., *Santé et maladie. Analyse d'une représentation sociale,* Paris, Editions de l'Ecole des Hautes Etudes en Sciences Sociales, 1969.

Huard, P. et Laplane, R., *Histoire illustrée de la pédiatrie,* Paris, Editions Roger Dacosta, Tome 1, 1981.

Hugon, A., « Santé. Quel bilan ? » in *L'histoire. La colonisation en procès*, n°302, octobre 2005, p. 76-79.

Ion, J., *Le travail social à l'épreuve du territoire*, Paris, Dunod, 1996.

Jaffré, Y et Olivier de Sardan, J-P.,(éds), *La construction sociale des maladies. Les entités nosologiques populaires,* Paris, PUF, 1999.

Kaufman, J.C., *L'invention de soi. Une théorie de l'identité,* Paris, Armand Colin, 2004.

Koko, J et *al.,* « Trypanosomiase humaine infantile chez l'enfant. Expérience d'un service de pédiatrie à Libreville, Gabon » in *Parasitologie, Cambridge University Press,* n°1795, 1996, p. 278-299.

Kombila, M et *al.,* « Etiologies des gastroentérites aiguës infantiles au Gabon » in *Bulletin de la Société de Pathologies Exotiques, Société de Pathologies Exotiques,* n°78, p. 290-295.

Lapeysonnie, L., *La médecine coloniale. Mythes ou réalités ?* Paris, Seghers, 1988.

Laude, A., Mathieu, B. et Tabuteau, D., *Droit de la santé,* Paris, PUF, 2007.

Maingari, D., *Formation et professionnalisation des enseignants au Cameroun,* Paris, L'Harmattan, 2004.

Mannoni, P., *Les représentations sociales. Que sais-je ?* Paris, PUF, 1998.

Manuila, L, Manuila, A, et *al., Dictionnaire médical,* 9ème édition, Paris, Masson, 2001.

Mayengala, G. B., *Diplômes et reclassement. Promotion professionnelle ou sociale ? L'exemple des personnels paramédicaux en République centrafricaine,* Marseille, EHESS, Mémoire de DEA en Sciences sociales, 2003.

Mebtoul, M., *Une médecine de proximité. Les professionnels de santé en Algérie*, Paris, L'Harmattan, 1994.

Mickolo, A., *''La maltraitance'' des malades par l'institution hospitalière. Cas du service d'oxiologie du Centre Hospitalier de Libreville (CHL*), Libreville, UOB, Mémoire de Maîtrise en Sociologie, 2011.

Mignot, A., *Rapport sur l'enseignement supérieur au Gabon,* 1999, 18p.

Moliner, P., *La dynamique des représentations sociales,* Grenoble, PUG, 2001.

Monna-Rousselot, L., *Médecine coloniale et colonisation. L'aventure indochine 1860-1939,* Paris, CNRSS, 1999.

Mougel-Cojocarn, S., « Eléments pour une ouverture des services de pédiatriques aux parents » in *Musée de l'Assistance Publique-Hôpitaux de Paris. L'hôpital et l'enfant : l'hôpital autrement ?* 2 février, 31 juillet, 2005, p. 66-79.

Moussavou Mouyama, A et *al.,* « Les cancers de l'ovaire chez l'enfant au Gabon. Etude rétrospective sur 20 ans » in *Médecine d'Afrique noire, NG Com-Santé Tropicale,* Tome 51, n°11, 2004, p. 571-574.

Moussavou-Nzamba, J. Y., *L'indifférence envers les malades comme nouvelle forme de relation thérapeutique au service d'oxiologie du Centre Hospitalier de Libreville (CHL)*, Libreville, UOB, Mémoire de Maîtrise en Sociologie, 2011.

Mvone-Ndong, S-P. E., *La médecine traditionnelle : approche éthique et épistémologique de la médecine au Gabon,* Paris, L'Harmattan, 2008.

Neyrand, N., *L'enfant, la mère et la question du père. Un bilan de l'évolution des savoirs sur la petite enfance,* Paris, PUF, 2000.

Nzang Mombo, J. S., *Représentation sociale de la maladie mentale dans la société fang de l'Estuaire,* Libreville, UOB, Mémoire de Maîtrise en Psychologie, 19990.

Objectifs du Millénaire pour le Développement, *Premier rapport national,* Libreville, décembre 2003.

Okouoyo, E, « La mortalité infantile globale à l'Hôpital pédiatrique d'Owendo de 1977 à 1980 » in *Médecine d'Afrique noire, NG COM-Santé Tropicale,* n°29, 1983, p. 11-15.

Ondo, A et *al.,* « Prévalence de la malnutrition protéino-énergétique. A partir d'une enquête hospitalière multicentrique à Libreville » in *Médecine d'Afrique noire,* Tome 30, n°8 et 9, p. 373-375.

Raimbault, G., *Médecine d'enfants (onze pédiatres, une psychanalyste),* Paris, Seuil, 1973.

République Gabonaise, Constitution de la République Gabonaise, *Titre préliminaire : des principes et des droits fondamentaux.*

République Gabonaise, Ministère de l'Economie, des Finances, du Budget et de la Privatisation, Direction générale de l'économie, *Tableau de bord social, septembre 2003.*

République Gabonaise, *Ordonnance n°001/95 du 14 janvier 1995 portant orientation de la politique de santé en République Gabonaise.*

Roger-Petitjean, M., *Soins et nutrition des enfants en milieu urbain africain*, Paris, L'Harmattan, 1999.

Rollet, C., *Les carnets de santé des enfants*, Paris, La Dispute, 2008.

Sainsaulieu, R., *L'identité au travail,* Paris, Presse de la Fondation Nationale des Sciences Politiques, 2ème édition, 1985.

Saleun, G., (médecin colonel), *CAOM/Histoire de la médecine coloniale en Afrique. Dossier divers des affaires politiques (1891-1954). Les services de la santé en AEF* [en ligne], 2005 : file://ASNOM.fichier/som000 html (consulté le 01-04-2005).

Senegal, J, et Boiron, « La tuberculose chez l'enfant africain » in *Les problèmes de l'enfance dans les pays tropicaux,* Colloque organisé par le Centre International de l'Enfance, Brazzaville, 1952, p.135-189.

Sicard, D., *La médecine sans le corps. Une nouvelle réflexion éthique*, Paris, Plon, 2002.

Strauss, A., *La trame de la négociation. Sociologie qualitative et interactionnisme*, Paris, L'Harmattan, « Logiques sociales », 1992.

Tchobroutsky, G. et Wong, O. (éds), *Le métier de médecin,* Paris, PUF, 1993.

Terquem, J, *Les médecins dans la société française,* Paris, Economica, 1992.

Tezi, R., « Une approche socio-historique de l'avènement de la pédiatrie au Gabon par la médecine coloniale au XIXème siècle » in F. Nguiabama-Makaya (sous la coordination), *Colonisation et colonisés au Gabon,* Paris, L'Harmattan, 2007, p. 111-126.

- « Logiques de dénomination et traitements traditionnels des maladies infantiles en milieu kota » in *Palabres actuelles,* Revue de la Fondation Raponda Walker, n°5, 2011, « Le Nom », p. 39-56.

Tonda, J., *Le Souverain moderne. Le corps du pouvoir en Afrique centrale (Congo-Gabon)*, Paris, Karthala, 2005.

Trincaz, J., *Colonisation et religion en Afrique noire (l'exemple de Zinguinchor),* Paris, L'Harmattan, 1981.

Tursz, A, Préface à J. Cook et J-P. Dommergues (éds), *L'enfant malade et le monde médical. Dialogue entre famille et soignants,* Paris, Syros/Centre International de l'Enfance, 1993, p. 11-17.

Vaucel (médecin général), *Rapport médical annuel,* Institut de Médecine Tropicale du Service des Armées (IMTSSA), boîte n° 160, 1940.

Vivianna, S. et Winckler, M., *Les droits du patient*, Paris, Fleurus, 2007.

Vuarin, R., *Un système africain de protection sociale au temps de la mondialisation*, Paris, L'Harmattan, 2000.

Wagner, A., *Aspects des médecines traditionnelles au Gabon,* Paris, Encyclopédie, 1986.

Wilensky, H., « The professionnalization of everyone" in American Journal of Sociology, 1964, n°2, p. 48-75.

TABLE DES MATIÈRES

Gabon

aux éditions L'Harmattan

Dernières parutions

LES MÉDIAS D'ÉTAT AU GABON
Permanence et mutations
Sabi Djaboudi Arthur
Le contrôle de l'État sur les moyens de communication de masse est l'objet des préoccupations des plus hautes autorités du pays. Les médias d'État au Gabon seront pendant longtemps l'objet de querelles politiques et de discussions publiques qui ont convaincu le pouvoir de les inclure dans son domaine réservé, contrôlé stratégiquement par le ministère de l'Information. Les changements opérés depuis quelques années sur le plan juridique et éditorial laissent croire qu'ils ont favorisé la reconfiguration du paysage médiatique et la redistribution des cartes qui ont finalement contribué à la consolidation du processus démocratique.
(Coll. Études africaines, 30.00 euros, 292 p.)
ISBN : 978-2-343-10133-0, ISBN EBOOK : 978-2-14-003083-3

LE GABON, UNE DÉMOCRATIE MEURTRIÈRE
Boundzanga Noël Bertrand
« *Le Gabon, une démocratie meurtrière*, ouvrage dont le titre annonce déjà son objet politique, semble soutenir cette thèse, que son auteur mène courageusement par la liberté de ton qu'il prend. Pour en faire la démonstration, il revendique un droit d'inventaire, sans concession, de la transition démocratique au Gabon, surtout dans son état actuel. La légitimité et le statut du chef de l'État, des acteurs politiques, le rôle des intellectuels et des auxiliaires du pouvoir (...) passent au crible d'une critique acerbe qui laisse peu de place à l'approximation. » Christ Olivier MPAGA, Enseignant de philosophie, UOB.
(Coll. Points de vue, 28.50 euros, 288 p.)
ISBN : 978-2-343-10722-6, ISBN EBOOK : 978-2-14-002511-2

LES FONDEMENTS RELIGIEUX DU POUVOIR NÉOCOLONIAL AU GABON
La construction de l'ethnie philosophique
Angoue Claudine-Augée
«L'ethnie philosophique», ce néologisme de l'auteur est défini comme la synthèse de pratiques rituelles, religieuses ou non, dont se servent les acteurs politiques et économiques, pour créer des réseaux d'intérêts privés. Derrière ceux-ci, sont développées les notions de géopolitique, de repli identitaire ou de vote ethnique/communautaire. Voici une stratégie d'ensemble pour entretenir la collusion de l'Exécutif avec l'ensemble de la vie publique. « L'ethnie philosophique » permet

aussi de maintenir les populations dans la confusion, l'indétermination et l'obscurantisme.
(Coll. Études africaines, série Politique, 16.50 euros, 152 p.)
ISBN : 978-2-343-10817-9, ISBN EBOOK : 978-978-2-14-002734-5

LE PENTECÔTISME À LA CONQUÊTE DU GABON
Politiques d'évangélisation et de conversion
Mebiane-Zomo Maixant - Préface de Joseph Tonda
Cet ouvrage tend à combler un vide en matière de sociologie et d'anthropologie des religions au Gabon. Il traite du pentecôtisme, un mouvement religieux chrétien effervescent, aux prétentions thérapeutiques et thaumaturges qui a suscité d'emblée l'intérêt de la population indigène gabonaise dans les années 30.
(Coll. Religions, cultures et sociétés, 36.00 euros, 352 p.)
ISBN : 978-2-343-11065-3, ISBN EBOOK : 978-978-2-14-002750-5

JEAN PING
Le diplomate et l'homme d'État
Mbem André Julien
Durant quatre décennies de présence ininterrompue dans les plus hautes sphères de l'État gabonais et de la diplomatie mondiale, Jean Ping n'aura pas été qu'un homme de dossiers. Il aura aussi été un homme de plume. Nous évoquons dans ce livre le diplomate et l'homme d'État, en lui donnant prioritairement la parole. Nous allons à la rencontre d'un homme en nous situant exclusivement sur le terrain des idées et de la pensée politiques, à distance très éloignée des polémiques inspirées par l'actualité immédiate et les joutes politiciennes de circonstance.
(Coll. Grandes figures d'Afrique, 24.50 euros, 234 p.)
ISBN : 978-2-343-09798-5, ISBN EBOOK : 978-2-14-001554-0

L'EXCLUSION DE PAUL-MARIE INDJENDJET-GONDJOUT DU BLOC DÉMOCRATIQUE GABONAIS
Un épisode de sa rivalité avec Léon Mba Minko
Owaye Jean-François - Préface de Hugues Mouckaga
Dès 1957, après que Paul-Marie Indjendjet-Gondjout et Léon Gabriel Mba Minko eurent été portés respectivement aux fonctions de président de l'Assemblée territoriale et de vice-président du Conseil de Gouvernement, une rivalité politique éclate entre les deux principaux dirigeants du Bloc Démocratique Gabonais (B.D.G.). Cet essai revient sur cette crise politique controversée, qui a mis un terme à l'alliance entre les deux hommes et reconfiguré la vie politique du Gabon postindépendance.
(29.00 euros, 296 p.)
ISBN : 978-2-343-07360-6, ISBN EBOOK : 978-2-336-39444-2

LA PROFESSIONNALISATION PAR L'EXPÉRIENCE DES ENSEIGNANTS SANS FORMATION INITIALE AU GABON
Moussavou Guy - Préface de Thierry Ardouin
Cet ouvrage traite de la problématique de la professionnalisation par l'expérience des enseignants avec peu ou sans formation initiale au Gabon, à travers la

question des ressources qu'ils mobilisent pour faire la classe. Basé sur une analyse déductive, ce travail part de l'hypothèse que ces enseignants utilisent des ressources hétérogènes pour se professionnaliser. L'ouvrage s'inscrit dans une visée politique et humaniste de développement professionnel des enseignants au service du développement de l'éducation.
(Coll. Études africaines, 29.00 euros, 286 p.)
ISBN : 978-2-343-03934-3, ISBN EBOOK : 978-2-336-38957-8

L'ÉGLISE INTERNATIONALE DE NAZARETH AU GABON
Délivrance et possession matérielle
Boulingui Moussirou Jean Olivier
Cet ouvrage tente de comprendre la pratique de délivrance et de possession matérielle au sein de l'Église Internationale de Nazareth. La souffrance constitue l'axe principal du discours de délivrance fait auprès des fidèles. La délivrance est un support au changement de vie, le moyen de remplacer des modèles qui ne fonctionnent plus. Elle passe par un discours sur la sorcellerie qui s'impose comme une réalité quotidienne de la vie sociale mais également par la guérison divine miraculeuse et l'exorcisme qui fournissent un schéma explicatif majeur de l'environnement social.
(Coll. Églises d'Afrique, 39.00 euros, 424 p.)
ISBN : 978-2-343-07076-6, ISBN EBOOK : 978-2-336-39041-3

PROCESSUS ÉLECTORAUX ET IMMOBILISME POLITIQUE AU GABON (1990-2009)
Sous la direction de Wilson-André Ndombet
De 1990 à 2009, en dépit des nombreux processus électoraux organisés au Gabon, on a l'impression qu'il ne s'est rien passé : il n'y a pas eu, par exemple, d'alternance politique au sommet de l'État. Cet immobilisme institutionnel n'a pas permis de changer les personnels de l'Exécutif, du Parlement ou encore de la Cour Constitutionnelle. Considérant les ambitions contradictoires et les enjeux liés à la gestion des sommets de l'État, on peut se demander si l'alternance véritable est pour demain.
(Coll. Études africaines, 26.00 euros, 250 p.)
ISBN : 978-2-343-05722-4, ISBN EBOOK : 978-2-336-38748-2

CONTROVERSE ET SIGNIFICATION
Mélanges offerts à Fortunat Obiang Essono
Sous la direction de Noël Bertand Boundzanga et Achille-Fortuné Manfoumbi-Mvé
C'est avec Fortunat Obiang Essono que la critique littéraire, comme genre à part entière, fut intégrée dans les contenus pédagogiques à l'Université Omar Bongo (Gabon) à la fin des années 1980. Jusqu'à sa mort en 2012, ses positions littéraires et intellectuelles n'ont pas manqué d'alimenter la controverse : Fortunat Obiang Essono aimait la confrontation des idées, l'exigence morale et intellectuelle dans les débats publics. C'est cette posture qu'exhume le présent ouvrage.
(Coll. Culture Africaine, 28.00 euros, 306 p.)
ISBN : 978-2-343-05802-3, ISBN EBOOK : 978-2-336-37390-4

REGARDS SUR LES NGANGA DU SUD-GABON
Représentations, savoirs et thérapies
Moulambou Mboumba - Préface de Jérôme Kwenzi-Mikala
Cet ouvrage, à travers des enquêtes, veut comprendre l'univers de la thérapie traditionnelle, l'univers des Nganga et de la médecine traditionnelle, en scrutant ses représentations, ses savoirs et ses pratiques. Tout en étant pratique et en apparence sommaire, la médecine des Nganga du Sud-Gabon ne présente pas moins des lois logiques et des méthodes valides, s'invitant ainsi dans des débats philosophiques contemporains.
(24.50 euros, 242 p.)
ISBN : 978-2-343-05142-0, ISBN EBOOK : 978-2-336-38603-4

CONCURRENCE DES LANGUES AU GABON
Le yipunu face au français
Ibouanga Simplice - Préface du professeur Hugues Mouckaga
La pratique langagière des langues des communautés africaines ne cesse de se dégrader. L'ouvrage traite des problèmes liés à la coexistence de deux langues : le français et le yipunu. À partir de l'analyse des récits des enfants en langue yipunu vivant soit au village soit à la ville (Libreville), l'auteur démontre que ces deux langues sont en situation conflictuelle et que c'est le français qui prend le dessus.
(15.50 euros, 150 p.)
ISBN : 978-2-343-05928-0, ISBN EBOOK : 978-2-336-38508-2

LES ÉLECTIONS POLITIQUES AU GABON DE 1990 À 2011
Matsiegui Mboula Fortuné
Comment comprendre les élections politiques au Gabon ? Dans quel contexte sociopolitique prennent-elles corps ? Quels intérêts et enjeux visent les acteurs en compétition ? Quels sont les mobiles qui motivent les électeurs gabonais ? Peut-on parler du phénomène de la corruption électoral au Gabon ? Les électeurs s'abstiennent-ils de façon significative ? Ce questionnement définit l'angle d'attaque à partir duquel se décline et peut se saisir le phénomène électoral au Gabon.
(Coll. Études africaines, 17.00 euros, 172 p.)
ISBN : 978-2-343-04744-7, ISBN EBOOK : 978-2-336-37235-8

LA CONSTRUCTION DE L'ÉTAT AU GABON (1957-2009)
Mbah Jean-Ferdinand - Préface de Jean Copans
Dans cet ouvrage, l'auteur analyse la construction de l'État au Gabon, avec pour concept central l'État bonapartiste. En effet, ce point de vue montre qu'au Gabon l'État n'a jamais été démocratique, mais despotique et policier, fonctionnant à la répression avec un seul pouvoir, le Gouvernement, avec un seul corps consultatif, le Parlement. L'hypothèse du bonapartisme concerne les deux régimes de Léon Mba et d'Omar Bongo, caractérisés par l'attachement à un homme et à un régime.
(Coll. Études africaines, 31.00 euros, 300 p.)
ISBN : 978-2-343-04176-6, ISBN EBOOK : 978-2-336-37134-4

L'HARMATTAN ITALIA
Via Degli Artisti 15; 10124 Torino
harmattan.italia@gmail.com

L'HARMATTAN HONGRIE
Könyvesbolt ; Kossuth L. u. 14-16
1053 Budapest

L'HARMATTAN KINSHASA
185, avenue Nyangwe
Commune de Lingwala
Kinshasa, R.D. Congo
(00243) 998697603 ou (00243) 999229662

L'HARMATTAN CONGO
67, av. E. P. Lumumba
Bât. – Congo Pharmacie (Bib. Nat.)
BP2874 Brazzaville
harmattan.congo@yahoo.fr

L'HARMATTAN GUINÉE
Almamya Rue KA 028, en face
du restaurant Le Cèdre
OKB agency BP 3470 Conakry
(00224) 657 20 85 08 / 664 28 91 96
harmattanguinee@yahoo.fr

L'HARMATTAN MALI
Rue 73, Porte 536, Niamakoro,
Cité Unicef, Bamako
Tél. 00 (223) 20205724 / +(223) 76378082
poudiougopaul@yahoo.fr
pp.harmattan@gmail.com

L'HARMATTAN CAMEROUN
TSINGA/FECAFOOT
BP 11486 Yaoundé
699198028/675441949
harmattancam@yahoo.com

L'HARMATTAN CÔTE D'IVOIRE
Résidence Karl / cité des arts
Abidjan-Cocody 03 BP 1588 Abidjan 03
(00225) 05 77 87 31
etien_nda@yahoo.fr

L'HARMATTAN BURKINA
Penou Achille Some
Ouagadougou
(+226) 70 26 88 27

L'HARMATTAN SÉNÉGAL
10 VDN en face Mermoz, après le pont de Fann
BP 45034 Dakar Fann
33 825 98 58 / 33 860 9858
senharmattan@gmail.com / senlibraire@gmail.com
www.harmattansenegal.com

www.ingramcontent.com/pod-product-compliance
Lightning Source LLC
LaVergne TN
LVHW021208061026
849535LV00008B/2633
9782343138688